基层卫生综合改革典型案例 2024

国家卫生健康委员会基层卫生健康司
国家卫生健康委卫生发展研究中心 组织编写

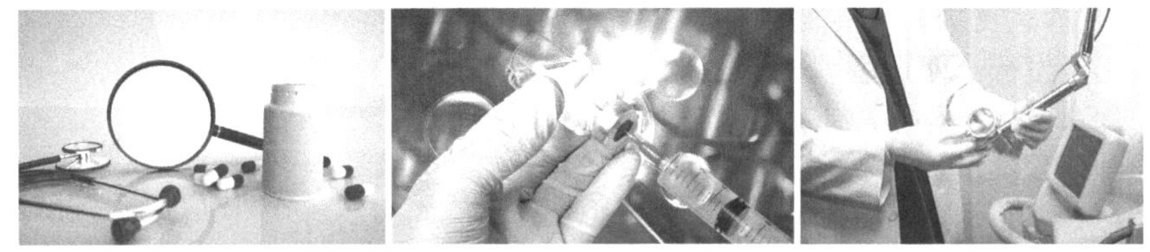

人民卫生出版社
·北 京·

图书在版编目（CIP）数据

基层卫生综合改革典型案例 . 2024 / 国家卫生健康委员会基层卫生健康司，国家卫生健康委卫生发展研究中心组织编写 . -- 北京 ：人民卫生出版社，2024. 8（2024. 12重印）.
ISBN 978-7-117-36780-6

Ⅰ. R199. 2

中国国家版本馆 CIP 数据核字第 2024WE4676 号

基层卫生综合改革典型案例 2024

Jiceng Weisheng Zonghe Gaige Dianxing Anli 2024

组织编写： 国家卫生健康委员会基层卫生健康司
国家卫生健康委卫生发展研究中心
出版发行： 人民卫生出版社（中继线 010-59780011）
地　　址： 北京市朝阳区潘家园南里 19 号
邮　　编： 100021
E - mail： pmph @ pmph.com
购书热线： 010-59787592　010-59787584　010-65264830
印　　刷： 北京盛通数码印刷有限公司
经　　销： 新华书店
开　　本： 710 × 1000　1/16　**印张：** 13
字　　数： 187 千字
版　　次： 2024 年 8 月第 1 版
印　　次： 2024 年12月第 2 次印刷
标准书号： ISBN 978-7-117-36780-6
定　　价： 49.00 元
打击盗版举报电话：010-59787491　E-mail：WQ @ pmph.com
质量问题联系电话：010-59787234　E-mail：zhiliang @ pmph.com
数字融合服务电话：4001118166　E-mail：zengzhi @ pmph.com

编委会名单

前　言

为贯彻落实“以基层为重点、以改革创新为动力”的党的卫生与健康工作方针,2024年全国基层卫生工作者围绕“县级强,乡级活,村级稳,上下联,信息通”目标,全力推进基层卫生健康高质量发展,主要包括以下十项重点工作任务:**一是**全面推进紧密型县域医共体建设,引导“人员、技术、服务、管理”向基层医疗卫生机构下沉;**二是**建立完善城市支援农村稳定机制,通过专家派驻、专科共建、临床带教、远程协同等方式提升县域医共体和基层医疗卫生机构服务能力;**三是**加快推进大学生村医编制保障工作,确保专项编制落实到村、精准到人;**四是**大力推进“六个拓展”,稳步提升家庭医生签约服务覆盖面和服务质量;**五是**推进乡村一体化管理,加快将公办村卫生室转为乡镇卫生院延伸举办的村级医疗服务点,推动村卫生室纳入医保定点管理;**六是**不断提高基本公共卫生服务保障水平,全面落实基层便民惠民服务举措;**七是**加强基层卫生人才队伍建设,加大对农村订单定向免费医学生招生的支持力度,探索“医防管”复合型人才培养,积极推进大学生村医专项计划;**八是**继续推进基层卫生健康综合试验区工作,总结典型经验,在全国发挥示范引领作用;**九是**加强基层卫生健康行业治理,开展基层医疗卫生机构巡查工作;**十是**抓好安全生产工作。

2024年是《基层卫生综合改革典型案例》连续出版的第7年。每年通过遴选、编印典型案例图书,不仅宣传和传播了各地的亮点做法和典型经验,而且促进了各地在改革中积极探索、勇于创新,同时也激发了各地总结典型经验的积极性。本书采取地方推荐、现场调研、会议交流、直接投稿等形式,收集了300余篇稿件。在遴选典型案例时,不仅考虑东部、中部、西部地区的代表性，而且注重各地改革的创新性和先进性，同时注重撰写结构的合理性、文字表述的通畅性。《基层卫生综合改革典型案例 2024》共纳入 43 篇典型案例，分成七个部分：第一部分推进基层卫生健康高质量发展（9 篇），第二部分提升服务能力——全方位（8 篇），第三部分提升服务能力——机构建设和专科建设（6 篇），第四部分优化服务方式（4 篇），第五部分推进家庭医生签约服务（5 篇），第六部分加强健康管理（5 篇），第七部分促进医防融合与医养结合（6 篇）。紧密型县域医疗卫生共同体建设和基层卫生人才队伍建设独立编辑典型案例并出版图书。

感谢各地卫生健康行政部门和基层医疗卫生机构提供的典型案例，感谢各位专家对典型案例的精心筛选。

我们将继续围绕基层卫生健康重点工作编写典型案例，欢迎各地踊跃投稿。本书难免存在不足之处，敬请各位读者提出宝贵意见。

国家卫生健康委员会基层卫生健康司
国家卫生健康委卫生发展研究中心
2024 年 5 月

目 录

第一部分 推进基层卫生健康高质量发展

第二部分　提升服务能力——全方位

第三部分　提升服务能力——机构建设和专科建设

第四部分　优化服务方式

第五部分　推进家庭医生签约服务

第六部分　加强健康管理

第七部分　促进医防融合与医养结合

第一部分

推进基层卫生健康高质量发展

夯实基础　守正创新
推动基层卫生健康事业高质量发展

北京市

北京市坚决贯彻落实“以基层为重点”的新时代党的卫生与健康工作方针，以居民健康服务需求为中心，立足补短板、强弱项，坚持问题导向、精准施策，加大投入、完善机制、推动政策创新，持续提升基层医疗卫生服务能力、改善居民就医体验，推动基层卫生健康工作取得了新进展、新成效。

一、推动“补点升级”，加强基层医疗卫生机构标准化建设

针对部分基层医疗卫生机构存在业务用房面积不足、科室设置不全、设施设备不齐、就医环境不佳等问题，北京市完善政策、加大投入，加强基层医疗卫生机构建设。

一是重新修订已执行 17 年的社区卫生服务机构规划与建设标准，推动机构标准化建设提档升级。北京市卫生健康委联合市发展改革委、市财政局、市规划自然资源委和市住房城乡建设委等部门制定《北京市社区卫生服务机构规划与建设标准》(京卫基层〔2022〕2 号)，完善业务用房面积、科室设置和设备配备指导标准，新建社区卫生服务中心根据服务人口、服务半径、承担任务以及综合建设规模分为 A、B、C 三类，业务用房建筑面积分别不低于 5 500 平方米、4 500 平方米和 3 500 平方米。新建社区卫生服务中心按照每千人口 1.0~1.5 张的标准适当配置

床位，至少设置 30 张床位。鼓励社区卫生服务机构将床位用于康复、护理、安宁疗护等服务，允许设置内、外、妇、儿等专业科室和特色专科。

二是持续加大资金投入，提升基层医疗卫生机构硬件水平，改善就医环境，提升诊疗能力。2022 年，市区两级财政投入 3 亿元为基层医疗卫生机构配备计算机体层成像（CT）机、肺功能仪等设备。2023 年，市区两级财政、发展改革部门共投入 20 余亿元，用于新建、改造基层医疗卫生机构及完善设备配置。截至 2023 年年底，全市正式运行 2 000 余家社区卫生服务机构，其中，300 余家社区卫生服务中心可接诊儿童患者，100 余家社区卫生服务中心配置 CT 机等设备，居民在“家门口”就能享受优质便利的服务。

二、深化镇村一体化管理，持续健全农村医疗卫生服务体系

针对村级医疗卫生机构服务效率和质量不高、管理机制不健全、卫生人员不足、岗位吸引力不强等问题，制定《北京市加快提升农村地区医疗卫生服务能力工作方案》（京卫基层〔2022〕25 号），提出强化属地政府职责、改革完善管理模式等五大类 17 项具体措施，并印发《北京市镇（乡）村两级医疗机构全面一体化管理建设标准（试行）》（京卫基层〔2023〕18 号），制定设置规划、行政管理、人员管理、财务管理、药械管理、绩效管理“六统一”标准，推动乡村两级医疗机构一体化管理，理顺管理体制，实施医务人员“镇管村用”，将村卫生室转为乡镇卫生院延伸举办的村级医疗卫生机构，从根本上解决村卫生室运行保障以及农村地区医疗卫生服务能力不足的问题。2023 年，在实现村级医疗卫生服务全覆盖的基础上，20% 以上的村卫生室实现了人财物全面一体化管理，乡村卫生服务同质化水平持续提升。

三、提高基层卫生人员配置，加强基层人才队伍建设

针对基层医疗卫生服务体系长期面临的人力不足、能力不强、队伍

不稳定等现实问题，坚持多措并举，不断筑牢基层医疗卫生人才网底。

一是科学规划人员配置。市委编办、卫生健康、财政和人社部门联合印发《关于北京市社区卫生服务机构人员配备标准的指导意见》（京编办发〔2023〕24号），强调人员力量向农村地区倾斜，每千名服务人口配备基础人员数量是城市地区的2倍，附加指标与诊疗量和床位数量挂钩，机构年总门诊量每增加8 000人次配置一名人员，每张病床可配备0.7名人员。

二是推动职称管理政策向基层倾斜。单独制订基层卫生专业高级职称评审标准，仅在基层使用或在基层流动时有效，重点评价服务基层水平、接诊量和解决基层实际问题能力，突出实践和实操能力考核。基层高级职称比例可占22%~27%。同时，对在基层工作满30年且取得中级职称满10年的卫生专业技术人员实施“定向评价、定向使用”机制，加大服务水平、群众认可度等方面的权重评定。

三是留下用好乡村医生定向生。市卫生健康部门联合财政部门印发《关于提升乡村医生岗位订单定向免费培养毕业生岗位待遇的通知》（京卫基层〔2023〕26号），提升乡村医生订单定向生岗位待遇。将取得毕业证书、执业医师资格证和住院医师规范化培训合格证书的乡村医生定向生纳入农村地区社区卫生人员岗位补助范围（1 400~4 000元/月），结合工作考核情况合理确定待遇水平，同时纳入社会保障覆盖范围。

四是建立更加紧密的协同联动机制。借助首都干部治理能力提升专项挂职工作平台，组织市属、区属公立医院与社区卫生服务中心互派干部挂职交流，带动基层医疗卫生机构提升服务能力和管理水平。

四、实施“二十条硬措施”，深化家庭医生签约服务内涵

针对家庭医生签约服务工作存在的服务供给不足、服务质量不高、“签与不签一个样”等问题，市卫生健康、医保部门印发《北京市改进家庭医生签约服务若干措施》（京卫基层〔2023〕22号），确定“二十条硬措施”。**一是扩大签约服务覆盖范围。**重点人群应签尽签，普通人群愿签尽签，机关企事业单位、校园等功能社区人群能签尽签。**二是提升签约**

居民获得感。推动签约患者由家庭医生接诊，加强主动服务，做好转诊患者跟踪随访服务，每季度至少联络签约重点人群一次，做实长期处方服务和药品需求登记服务，畅通转诊渠道，鼓励制定个性化签约服务包，精准提供特色服务。**三是确保服务质量**。成立家庭医生签约服务质量管理控制中心，加强督导与评价，用足用好家庭医生签约服务费和“两个允许”政策，调动家庭医生积极性。截至 2023 年年底，常住人口签约率达到 43% 左右，重点人群签约率保持在 90% 以上，签约服务满意度达 88.2 分。

五、促进优质医疗资源下沉，推动医疗服务同质化

针对目前二级、三级医院与基层医疗卫生机构医疗服务上下合作不紧密、业务发展不协同以及城乡医疗服务水平不均衡等造成的居民不信任、服务不连续等问题，加强医联体建设和城乡对口支援等工作，促进优质医疗资源下沉，重点向农村地区倾斜。

一是深入推进基层预约转诊。制定《关于做好基层医疗卫生机构预约转诊工作促进分级诊疗制度建设的通知》（京卫医〔2021〕57 号），搭建全市统一的“基层卫生预约转诊服务平台”并开发推广移动端应用，二级、三级医院优先为基层预留 30% 以上号源，其中专家号源应不低于 50%。目前，全市建立 62 个综合医联体，覆盖全部社区卫生服务中心，22 家市属医院已为基层预留号源，9 000 余名基层医务人员取得转诊平台使用权限。

二是深化城乡“手拉手”。组织城市 51 家三级医院对口支援远郊区 156 家乡镇卫生院。启动“名中医在身边工程”，组建 374 支名中医团队每周到社区卫生服务中心坐诊。组织城市退休医学专家定期赴生态涵养区乡镇卫生院开展出诊、带教、巡诊等服务。利用城市三级医院现有互联网诊疗资源，探索开展“互联网健康乡村门诊”，为农村地区居民提供远程优质医疗服务。

三是启动北京中医药大学中医博士生基层实践项目。中医博士生到乡村医疗机构开展教学实践，带动乡村中医药服务能力提升，首批近

200 名中医博士生将进驻生态涵养区乡镇卫生院下乡送医。

六、开展专病特色科室建设，提升基层诊疗服务能力

针对基层医疗卫生机构存在的诊疗能力弱化、医疗服务利用不足、居民信任度不高等问题，深入开展“优质服务基层行”活动和社区医院建设，推动社区卫生服务能力提档升级。印发《关于进一步深化社区卫生服务机构专病特色科室建设工作的通知》（京卫基层〔2022〕13 号），建立由三级及专科医院临床科室组成的培育基地，与社区“结对子”，“手把手”带领基层开展专病特色科室建设。针对每个专病分别制定符合基层实际的建设标准，明确服务流程，完善设施设备，建立双向转诊通道，实现慢性病患者用药衔接，培育基地专家定期到基层出诊带教，对达标单位加挂牌匾。2023 年，根据居民就医需求，新增口腔牙周病、儿科、小儿推拿、中医痹症、中医脾胃病 5 个专病病种，病种范围从 2022 年的 7 个增至 12 个。截至 2023 年年底，34 家三级及专科医院的 49 个临床科室成为培育基地，全市 180 家社区卫生服务中心建设专病特色科室 297 个。2023 年社区卫生服务机构诊疗量较 2019 年同期增长 24.2%、较 2022 年同期增长 31.5%，增速明显高于全市医疗机构总诊疗人次的变化。

建机制　优服务　谋发展
全力推进基层卫生健康高质量发展

安徽省合肥市蜀山区

近年来，合肥市蜀山区始终坚持以基层为重点，以人民健康为中心，以改革创新为动力，践行“人民至上、生命至上”的理念，聚力争政策、抓项目、提能力、优服务、强管理，不断健全基层医疗卫生服务网络，提升基层医疗卫生服务能力，完善基层“机制”，激发体制“活力”，打造服务“品牌”，探索基层医疗卫生机构在医疗卫生事业发展中的新功能、新地位，推动基层卫生健康高质量发展。

一、主要做法

（一）攻克难点，机制体制建设实现“新突破”

一是完善体制机制。探索“党建＋试验区建设”，成立区委卫生健康工作委员会和基层卫生健康综合试验区领导小组，将基层卫生健康重点工作纳入全区国民经济和社会发展“十四五”规划。加大政府投入保障力度，区级设置健康蜀山、基层中医药发展、农村卫生发展等专项经费。按照国家医药卫生体制改革的要求，积极推进公立医院改革，完成企业办医疗机构改制划转工作，做好基层医疗卫生机构企业改制划转工作，顺利将安徽叉车集团和安徽神剑集团职工医院划转成政府办社区卫生服务中心。

二是深化院区合作。坚持政府办医原则，创新采取社区卫生服务中心由区政府和省级三甲医院合作运营模式，共建笔架山街道社区卫生服务中心，创新中医医联体协作机制，推动省级医疗资源下沉。每周“定时、定点、定人”40余名专家在社区坐诊，借助专家“下沉”资源，建立名医工作室，建立医疗资源下沉、卫生人才下沉、医疗技术下沉“三下沉”机制，推动基层医疗卫生服务水平提质增效。

三是双网融合联动。以村(居)公共卫生委员会为纽带，推进“健康服务网+基层治理网”互融互促，打造“微网格撬动大健康”双网联动机制。实现辖区90支家庭医生团队的“基层健康服务网”与84个社区的“基层治理网”双融合、双联动。科学划分双网格，确定网格长、网格员，公布服务电话，明确工作职责。培训社区“健康管理师”，实施“2+N”服务清单管理，将基本公共卫生、基本医疗服务下沉至网格，并结合群众需求，融合家庭医生签约、健康教育、慢性病管理等一体化多项服务，为群众提供高效便捷的“一站式”综合健康管理服务。

(二) 夯实支点，基层服务水平再上“新台阶”

一是基层服务网底“提档升级”。区政府高度重视基层卫生健康工作，重新规划变更、增加2处医疗用地，按照二级医院标准新建社区卫生服务中心，新址总面积共约15 000平方米。进一步完善以辖区三甲医院为龙头、社区卫生服务中心(乡镇卫生院)为主体、社区卫生服务站(村卫生室)为辅助、家庭医生工作室和智慧化健康小屋为补充的基层医疗卫生服务体系。

二是特色专科建设“提质增效”。区域统筹谋划，精准定位，错位发展，借助紧密型医疗集团建设，牵头医院派驻业务骨干担任社区卫生服务中心(乡镇卫生院)业务副主任(副院长)，以学科建设带动整体业务发展，打造基层特色“拳头”专科，逐步形成“一院一品牌”“一中心一特色”，对基层医疗卫生机构由“输血”转为“造血”，基层医疗卫生服务能力得到提升。

三是基层卫生创建“提速进位”。以“优质服务基层行”活动和社区医院建设为契机，提升基层医疗卫生机构管理水平、业务能力、设备配置、医疗服务质量等。截至2023年年底，100%的基层医疗卫生机构达到“优质服务基层行”活动服务能力基本标准、80%达到推荐标准，44%的社区卫生服务中心建成社区医院，村卫生室标准化建设实现全覆盖。

（三）疏通堵点，人才队伍建设取得“新进展”

一是柔性引进，确保人才“进得来”。通过公开招聘、人才引进、第三方购买等方式补充专业技术人员，针对紧缺型人才，简化招聘程序，充实基层卫生人才队伍。2022 年蜀山区引进专业技术人员 89 名，2023 年继续引进专业技术人员 150 名。

二是保障待遇，确保人才“稳得住”。巩固完善“公益一类保障、二类管理”运行机制，将基层医疗卫生机构业务收支结余用于提高人员待遇的比例由 50% 提升至 70%。做好乡村振兴工作，巩固“基本医疗有保障”成果，全面落实村级卫生网底的补偿，为乡村医生购买基本养老保险和医疗责任险，村卫生室每年运行经费由 6 000 元提升至 9 000 元。

三是精准培育，确保人才“用得好”。实行在岗在职人员同质化管理、同等化待遇，鼓励非在编人员职称晋升按照“即评即聘”原则定向使用，享受相应职级待遇。结合人才队伍学历结构、职称结构、年龄结构，做好梯队建设，促进基层卫生人才总量、质量、结构、分布更趋合理。通过全科医生转岗培训、基层卫生人才能力提升项目、住院医师规范化培训、乡村医生轮训等，采用线上 + 线下的培训方式，提升基层卫生人才的服务能力。

（四）打造亮点，积极探索基层卫生发展“新模式”

一是重点人群管理“三个到底”。实施蜀山区“135”健康服务行动，坚持“以基层为重点”的指导思想，围绕“一老一少一孕”三类重点人群，提供公共卫生、医疗救治、便民服务、健康促进、特色服务五类健康服务，对重点人群坚持“一中心追踪到底、一站式服务到底、一团队负责到底”原则，并以家庭医生签约服务为纽带，借助基本公共卫生服务项目，提供适宜的基层医疗卫生服务。

二是服务模式创新“三个融合”。蜀山区积极探索医防融合、医教融合、医养融合，创新基层卫生健康“三位一体”的服务模式。第一，推进医防融合。以家庭医生服务团队为载体，稳步推进省级高血压、2 型糖尿病等慢性病一体化试点建设，在社区、基层医疗卫生机构、企事业单位建成 45 个血压监测工作站。第二，推进医教融合。从社区卫生服务中心（乡镇卫生院）选聘 12 名业务骨干担任卫生健康副校长，为 11 个学校配备“医务站”，推进省级社区运动健康中心试点，开展中医适宜技术防控儿童青少年近视等工作，推动校园常态化健康关口前移。第三，推进医养融合。联合市民政、医保、财政等部门，通过“医”“护”“养”服务供给、“互联网 +”创新驱动、老年友善医疗机构创建等，探索社区适宜化健康养老模式。蜀山区已经成功创建“全国示范性老年友好型社区”“安徽省优质医养结合示范区”。

三是家庭医生签约“三个探索”。第一，构建“1+3+N”家庭医生签约服务团队。以 1 名医联体专家为指导，1 名全科医师、1 名公共卫生医师和 1 名社区护士为主体，N 名营养师、心理咨询师、健康宣教师等为补充，组建家庭医生签约服务团队，依据不同人群需求，为签约居民提供契约式健康管理服务。第二，做好重点人群签约保障。做好“三人”（低保人群、计划生育奖特扶人群和残疾人群）“四病”（高血压、糖尿病、肺结核和严重精神障碍患者）管理。全面推广“一免三优先”，即签约服务对象在签约家庭医生所在社区卫生服务中心（乡镇卫生院）就诊免收一般诊疗费；优先享受上级医院专家门诊预约、大型仪器设备检查预约；需转诊的患者优先享受绿色通道转诊；优先为符合建立家庭病床的签约服务对象提供家庭病床服务。第三，做好有偿重点人群签约对象“四诊三服务”，即“定时巡诊、随时问诊、及时出诊、重时转诊”和提供“基本医疗服务、基本公共卫生服务和个性化服务包”三项服务。

二、主要成效

一是分级诊疗制度有效落实。通过探索“院区合作”“紧密型城市医疗集团”等新模式，形成了目标明确、权责清晰、公平有效的分工协作机制。建立医疗资源下沉、卫生人才下沉、医疗技术下沉“三下沉”机制，纵向贯通省、市、区三级医疗资源，实现区域医疗资源协同发展，落实分级诊疗制度，尽量让资源“多跑路”，让群众“少跑路”，稳步推进基层首诊、双向转诊、急慢分治、上下联动的分级诊疗模式，提升区域内医疗质量同质化水平。

二是基层医防融合水平逐步提高。借助院区合作、紧密型城市医疗集团建设、省级“两病”一体化管理试点，将三级医院慢性病专家纳入家庭医生团队，强化村（居）公共卫生委员会联系群众和动员群众的纽带作用，推动健康社区 / 村、健康自助检测点等“健康网格”建设，将慢性病管理融入“饮食处方”“中医处方”“运动处方”，建立“筛、防、救、治”的慢性病服务网络，并融入中医治未病慢性病管理，逐步形成“让慢性病人群更加有效地进行健康管理、促进高效康复”的区域医防融合服务新模式。

三是基层服务能力提升成效显著。借助辖区优质医疗资源，通过专科共建、临床带教、业务指导、教学查房、科研和项目协作、开设联合病房等多种方式，提升基层医疗卫生机构服务水平。结合基层功能定位，完善全科与专科联动、签约医生与团队协同、医防有机融合的服务工作机制，以学科建设带动业务发展，逐步形成“一院一品牌”“一中心一特色”。通过将医联体专家纳入家庭医生服务团队、设立名医工作室、中医药适宜技术融入门诊诊疗等新合作模式，丰富医疗服务供给，满足人民群众卫生健康需求。

四是基层信息化赋能水平稳步推进。以区域协同为出发点，推动基层医疗卫生机构与上级牵头医院的业务应用整合、信息资源共享，促进医疗资源纵向流动。借助影像云平台和远程心电平台，开通医疗集团内部影像、心电远程线上阅片和诊断功能，实现基层医疗卫生机构和牵头医院影像、心电 100% 互联互通。探索“基层线上预约、牵头医院检查”“一级机构收费、三甲医院服务”模式，让居民在基层医疗卫生机构缴费预约后，在牵头医院可优先享受磁共振、CT 等检查绿色通道服务。

探索“五个融合”机制 构建整合性医疗卫生服务体系

广东省深圳市龙华区

深圳市龙华区常住人口253万人、实际管理人口337万人，且以流动人口为主。2017年，按照人员编制一体化、运行管理一体化、医疗服务一体化的原则，由区人民医院、区中心医院分别牵头与辖区内83家社区健康服务机构（以下简称“社康机构”，根据面积和功能分为社区医院、社康中心和社康站）成立了两个基层医疗集团。近年来，深圳市龙华区深入落实“以基层为重点”的新时代党的卫生健康工作方针，探索医院与社康机构在机构融合、人员融合、信息融合、全专融合、服务融合方面的发展机制，引导优质医疗资源下沉基层，构建区域医疗机构分工明确、功能互补、连续协同、运行高效的整合型医疗卫生服务体系。2023年，龙华区被纳入广东省基层卫生健康综合试验区建设单位。

一、探索机构融合发展机制，建立一体化管理模式

龙华区充分发挥“院办院管”社区健康服务模式特点，整合基层医疗集团资源，提升社区健康服务能力。**一是**出台了《深圳市龙华区人民医院集团与社康融合高质量发展工作1+N方案》《深圳市龙华区中心医院推动本部社康深度融合发展实施方案》等文件，明确各科室职责和任务目标，统筹推进医院与社康机构融合发展工作。**二是**充分利用基层医疗集团院本部的专科资源优势，将社康机构口腔、超声、影像、检验等

部分业务归口由对应专科统一管理，实现一体化人员调配、整体化专业培训、同质化医疗质控，引导优质资源下沉，提升社康机构专业技术能力。**三是**将社康机构人事、后勤、科教、基建等部分行政管理职能由基层医疗集团相应职能科室统一管理，医务部门负责社康机构医疗安全和医疗质量管理、家庭医生签约服务、双向转诊等，社康机构管理部门负责基本公共卫生服务、社康规划等工作。2023 年，龙华区社康机构（含社会办）门诊量 720.62 万人次，同比增长 64.52%，社康机构诊疗量占区属区管医疗机构总诊疗量的比例达 65.65%。

二、探索人员融合发展机制，强化基层人才队伍建设

龙华区通过建立医院与社康机构协同、社区与社康机构协同机制，拓宽人才引育渠道，优化人才队伍结构，增强社康机构服务能力。**一是**开展人事薪酬制度改革，印发了《龙华区社区健康服务中心医疗人事薪酬制度改革方案》，建立了符合基层卫生工作特点、体现岗位绩效和岗位管理的薪酬分配制度，明确社康机构全科医生平均待遇不低于基层医疗集团院本部同等级别专科医生的 1.1 倍，提高基层岗位的吸引力。**二是**通过引进和转岗培训持续提高全科医生数量，设立全科医生引进专项补贴，对新引进全科医生给予 25 万 ~35 万元的一次性生活补贴；要求区属公立医院各临床科室专科医师参加全科医生转岗培训。全科医生总数从 2017 年的 196 名提升到 2023 年的 1 469 名，每万人口全科医生数达 5.79 名。**三是**创新组建“1+1+N+X”模式家庭医生团队。第一个“1”由全科医生（团队长）担任，第二个“1”由护士（团队秘书）组成，“N”由专科医师、公共卫生医师、健康促进员、网格员等构成，“X”为家庭健康联系人，由居住在服务片区的基层医疗集团员工构成。发挥专科医师的专业优势和网格员深入社区和居民的工作特点，打通家庭医生签约服务“最后 1 米”。截至 2023 年年底，全区共组建了 646 个由全科医生、团队秘书、公共卫生医师、社区网格员、专科医师组建的家庭医生团队。

三、探索信息融合发展机制，实现数字赋能健康

龙华区探索业务与信息融合发展模式，信息化建设由业务部门主导，以基层实际需求为导向，业务和信息部门联动开展。**一是**加强信息化建设顶层设计。区政府出台了全市首部医疗卫生信息化规划《"智慧龙华"框架体系智慧医疗"114 工程"总体规划（2017—2022 年）》，按照"统一网络、统一平台、统一数据、统一标准、统一运维"的"五统一"原则，高标准推进全区信息化建设。**二是**建立全区统一的医疗卫生信息化标准体系。完成全民健康信息平台、医疗业务运营管理系统、医技系统、区域临床数据中心、医院智能化项目等建设，完成基本公共卫生督导系统、远程医疗系统、医防融合路径化管理系统建设，基本实现区域医疗卫生数字化、业务协同一体化、综合管理智能化。其中，在全国首创基本公共卫生督导信息系统，采用信息化方式对健康档案、高血压、糖尿病等 10 个项目数据进行全量分析，从事后质控拓宽到全流程质控，形成可复制的基本公共卫生督导信息化经验。**三是**逐步打通医院与社康机构之间的信息系统。打通双向转诊信息壁垒，实现患者在社康机构预约三甲医院号源和床位、医院将患者下转至网格片区内的家庭医生团队等功能；统一医院与社康机构检验信息系统，将医院危急值报告功能下沉至社康机构；将医院运营管理系统下沉至社康机构，精准获取基层绩效管理相关数据，提高社康机构运营管理效能，实现医院与社康机构同质化管理。

四、探索全专融合发展机制，进一步完善双向转诊模式

龙华区围绕"简化上转流程、精准下转服务"推动全专融合发展，基层医疗集团院本部专科设立双向转诊联络员，专门负责联系社康机构双向转诊工作。**一是**简化上转流程。对社康机构首诊和预约上转的患者，无需在医院重复挂号、收费、排队就诊，住院直接到专科床位，门诊直接到专科医生，简化中间环节；专科门诊每天预留 30% 号源至家庭医生

团队，经签约家庭医生上转患者到上级医院就诊率达 98.89%。**二是**强化下转精准性。下转直接到网格内家庭医生团队，专科医生对住院患者进行宣教，主动引导康复期、恢复期患者转回社康机构进行后续治疗或建立家庭病床，全专协同为患者提供连续性服务。**三是**下沉大型检查到社康机构。将 CT、无痛胃肠镜、核磁共振等检查项目下沉至社康机构，强化对全科医生专业技能的培训，全科医生根据诊断直接开单并完成预约，患者按照预约时间到三甲医院检查，切实提升患者就医体验感。2023 年，全区社康机构上转专科患者 14.2 万人次，同比降低 21.14 个百分点，基层服务能力进一步提升；专科下转 6.7 万人次，同比增长 2.3 倍，“下转难”的困境得到进一步缓解。

五、探索服务融合发展机制，促进优质资源下沉基层

龙华区落实“以基层为重点”的卫生健康工作方针，通过基层医疗集团院本部专科医生加入家庭医生团队、在社康机构设立专家工作室等方式，引导院本部优质资源下沉基层，实现服务融合。**一是**建立医院专科医师下基层工作机制。鼓励与社康机构联系紧密的心血管科、内分泌科、呼吸内科、中医科、神经内科、妇科、产科、儿科等专科，在社康机构建立专家工作室，安排专家定期到工作室坐诊，提升社康机构服务能力。目前，全区 109 家社康机构共设立专家工作室 92 个。**二是**强化与市属医院的合作。充分发挥市医防融合项目和区重点学科资源优势，区级重点学科加强与社康机构、市医防融合项目组的联动，建立医防融合市、区协同机制，市、区两级专家下社区开展门诊、临床带教、小讲课等活动，促进优质资源下沉基层。目前，全区 39 家社康机构开展市医防融合项目 15 项。**三是**探索慢性病医防融合路径化管理。家庭医生团队中的专科医生参与社区慢性病管理，建立高血压、糖尿病患者信息库，血压、血糖控制不稳定患者自动入库或由家庭医生团队审核后入库。家庭医生团队专科医生按照分片包干原则，在系统上开展诊后会诊并出具会诊意见，会同全科医生共同制定管理方案并落实追踪管理。2023 年基层医疗集团心内科完成诊后健康会诊 40 178 人次，内分泌科完成诊后健康会诊 28 301 人次。

派驻“第一书记”
党建引领基层卫生健康高质量发展

湖南省湘潭市

2023 年，湘潭市卫生健康委启动向基层医疗卫生机构派驻“第一书记”工作，22 名来自市县二级、三级公立医院的中青年专业技术骨干赴基层医疗卫生机构担任“第一书记”。这项工作是贯彻落实“以基层为重点”的新时代党的卫生与健康工作方针、促进人才向基层流动的重要载体，是全面深化医药卫生体制改革、推进建立分级诊疗机制的一项重要创新举措，是推动卫生健康重心下移、资源下沉，提升基层医疗卫生机构服务能力的重要抓手。

一、主要做法

（一）定标准，突出在优中选优中配强力量

根据基层医疗卫生机构服务能力，确定 22 个基层医疗卫生机构派驻点，覆盖全市所有中心乡镇卫生院和部分医疗服务能力较强的社区卫生服务中心。依托县域医共体和城市医疗集团建设，22 名“第一书记”从市县二级、三级公立医院选派，全部为 45 岁以下、具有本科及以上学历（其中硕士研究生 8 人）、主治医师及以上职称（70% 具有副主任医师及以上高级专业技术职称），派驻服务时间为两年。湘潭市卫生健康委扎实组织开展“第一书记”任职前培训，包括基层党建、基层卫生政策、医药卫生体制改革政策、工作任务与目标要求等。

（二）定任务，突出在党建引领中发挥作用

市卫生健康委联合市委组织部、市财政局、市医保局印发了《湘潭市向部分基层医疗卫生机构党组织派驻“第一书记”项目工作方案》，明确驻基层医疗卫生机构“第一书记”在派出医院与基层医疗卫生机构之间发挥桥梁与纽带作用，积极协调派出医院的资源，指导派驻基层医疗卫生机构全面加强基层党组织建设、推进同质化管理、提升服务能力、推进基层卫生改革、推进健康乡村建设，打造基层卫生健康高质量发展示范点。“第一书记”在基层医疗卫生机构工作期间兼任派驻基层医疗卫生机构“副院长”，不占用基层医疗卫生机构领导班子职数，主持召开党建相关会议，指导基层医疗卫生机构党建工作，负责组织落实“第一书记”项目相关工作任务。

（三）定制度，突出在强化管理中落实责任

建立派驻所在县（市区）卫生健康局及派出医院党委班子成员联系“第一书记”工作制度，要求联系领导定期到联系点调研指导，听取工作情况汇报，主持召开一次现场办公会。建立了“第一书记”考勤管理制度、培训交流制度、总结报告制度、考核评价制度，以规范化的制度，确保“第一书记”按章履职，围绕基层卫生健康发展难题，沉下去了解民情、深下去寻求实招，在向群众问需、问计、问效中全力提升基层医疗服务能力。

（四）定待遇，突出在落实待遇中强化保障

每个派驻点安排基层卫生能力建设资金 100 万元，明确任务清单和资金用途，每月报送工作进度，每季开展项目绩效评价。按政策落实“第一书记”在基层工作期间的住宿、伙食补助、交通补助、乡镇工作补贴，派出医院提高“第一书记”绩效系数。同等条件下，“第一书记”优先晋升与聘任职称、评先评优，并作为年轻后备干部进行重点培养，优先提拔使用，激励卫生专业技术人才服务基层，以鲜明的导向凝聚起干事创业的强大力量。

二、工作成效

(一) 实现了三个融合，医疗工作重心真正下移

通过实施向基层医疗卫生机构派驻“第一书记”项目，在基层卫生一线发挥示范引领作用，实现基层党建与业务融合发展，推动基层医疗卫生机构基本公共卫生服务与基本医疗融合发展，推进基层卫生改革与基层医疗卫生机构健康发展的融合，推进卫生健康系统“医者红”党建品牌服务乡村、社区，打通服务人民群众健康事业的“最后一公里”。

(二) 提升三项能力，医疗服务资源有效下沉

一是基本医疗服务能力明显提升。派出医院对派驻基层医疗卫生机构实行医疗业务一体化同质化管理，开展业务查房、教学查房、疑难病例讨论、人员培训，向基层医疗卫生机构“输血”的同时注重基层医疗卫生机构自身“造血”能力建设。2023 年派出医院在派驻点开展业务培训 245 场次，培训基层医务人员 8 206 人次，同步下沉专家 1 563 人次。在基层医疗卫生机构以基层创伤救治站、胸痛救治单元、卒中防治站建设为抓手，推进县域急诊急救一体化建设。着力加强基层中医药服务能力建设，推广中医药适宜技术，设置名中医工作室 12 个，建成基层旗舰中医馆 15 个。开展外科、康复科、呼吸科、内分泌科、疼痛科、口腔科等特色专科建设，指导开展新诊疗技术 76 项。建设县域医疗卫生次中心 3 个。全市基层诊疗量占比达到 67.36%，22 个派驻基层医疗卫生机构门诊人次较上年同期平均增长 17.42%，出院人次增长 23.02%，手术台次(不含门诊手术)增长 11.11%，医疗业务收入增长 16.74%。

二是基本公共卫生服务质量明显提升。强化“一老一小”和慢性病患者健康管理，建设基层健康管理中心，提质数字化预防接种门诊，改善儿童保健门诊，实施高血压、糖尿病等重点慢性病“暖心服务行动”，推进慢性病医防融合、分级分层管理，推行一站式服务，重点人群健康管理质量持续提升。

三是家庭医生签约服务水平明显提升。采取上级医院与基层医疗卫生机构协同签约的方式，上级专科医生下沉到家庭医生团队，探索与

党政机关、企事业单位等进行团体签约，进一步丰富拓展了家庭医生签约服务内涵和履约质量。

（三）打造了三个示范，群众的急难愁盼切实解决

紧扣基层卫生服务能力提升、推进构建分级诊疗机制的目标，以基层卫生“小切口”改革为抓手，通过“第一书记”项目的传帮带作用，达到派出一名专家、跟进一个团队、建立一个机制、带好一个单位、培训一批人才、培育一批专科、服务一方群众的效果，打造了一批基层党建、基层卫生改革、基层能力建设的示范点，实现了“小病不出村、大病不出县”的目标，人民群众“看病难、看病贵”得到极大缓解。

强化治理　统筹资源
推动基层卫生健康事业高质量发展

浙江省湖州市德清县

自2021年德清县被列入浙江省基层卫生健康综合试验区以来，坚持以人民健康为中心，围绕“县级强、乡级活、村级稳、上下联、信息通”的目标，加强政府领导、健全治理体制，统筹资源、深化基层卫生改革，积极推动健康服务共同体（简称“健共体”）下的基层卫生健康事业发展，取得积极成效。

一、政府主导、部门协同，健全基层卫生健康治理体制

一是加强党委政府统筹领导。综合试验区建设以来，德清县委县政府高度重视，全面加强党对卫生健康工作的领导，积极推动卫生健康发展评估结果纳入党委政府对部门及镇（街道）的考核。成立以县长任组长，县委组织部、县委编办、县发改局、县财政局、县人社局、县医保局等11个部门及各镇（街道）负责人组成的领导小组，定期召开部门专题会议，研究解决建设过程中的重大问题，统筹推进综合试验区工作。

二是落实政府投入保障机制。2020年以来，县财政对乡镇卫生院标准化建设投入6亿元，对美丽村卫生室和星级智慧健康站建设投入5 000余万元，保障了基层医疗卫生机构基本建设和设备购置等发展支出。2021—2023年，县财政对基层基本公共卫生服务和基层医疗卫生机构补偿机制改革的补助资金总投入分别达1.4亿元、1.98亿元和2.67

亿元。2024年年初，修订完善《德清县基层医疗卫生机构补偿机制改革实施办法》，增加门诊治疗、住院手术、护理操作等医疗购买服务项目，做到基本医疗服务和基本公共卫生服务双轮驱动。

三是促进“三医”协同发展。在德清县健共体内实施“总额预算、结余考核留用、超支合理分担”的按人头包干的医保支付方式，促使县乡医疗机构构建利益共同体，当好群众健康和医保基金的双守门人。2020—2022年，医保包干基金累计结余3.71亿元，健共体结余留用率达85%以上，而且县域内、健共体、县外、民营机构的医保基金支出增长率均得到下降，基金支出年增长率远低于全省平均水平。医保基金可支付能力不断提高，城乡居民、城镇职工医保基金可支付月份均增长到6个月以上。

四是提升编制管理使用效能。德清县健共体内核定的编制总量从原来的2 558名增加到2 731名（其中基层增加事业编制43个，编外用工控制数47个），由健共体统一管理、统筹使用。目前在编基层卫生人员687人，空编率为10.31%。探索建立村级医疗卫生机构编制池，将基层编外合同制人员指标数纳入编制池，实行县级统筹、镇街所有、村社定向使用的机制，经费由县财政参照基层审批编制人员现行标准予以保障。

二、统筹资源、优化配置，完善基层卫生健康服务体系

一是深化县级强院建设。与浙江大学医学院附属邵逸夫医院、杭州师范大学附属医院以重点帮扶、全面托管等形式开展合作，县域诊疗技术全面提升。与浙江大学医学院附属儿童医院合作共建高水平国家级儿童医疗中心，浙江大学医学院附属儿童医院莫干山院区于2024年6月正式启用。浙江省中医院莫干山院区项目加速建设。成功创建省级临床重点专科1个、重点学科4个，市级临床重点专科5个、重点学科5个。县人民医院成功创建三级乙等综合医院，10个临床重点学科达到三甲医院技术水平，获评全国“千县工程”县级医院示范单位、获得全国“医共体建设标杆奖”，在2021年度全国二级公立医院绩效考核中排名

第四。县第三人民医院成功创建二级甲等综合医院，获评“中国县域医共体建设示范奖”，门急诊服务人次、手术量、医疗收入、职工收入同比分别增长 22%、42%、36%、40%，医务人员从流失变返流。县中医院顺利通过二级甲等中医医院复评。

二是推进乡镇卫生院提档升级。在乡镇卫生院（社区卫生服务中心）标准化建设全覆盖基础上，9 家乡镇卫生院（社区卫生服务中心）实施新改扩建。基层医疗卫生机构均达到国家“优质服务基层行”活动服务能力基本标准，其中达到推荐标准的占 75%，5 家乡镇卫生院恢复或新开展一类、二类手术。根据辖区居民需求，以常见病多发病临床专科、慢性病长期照护、重点人群特色诊疗等服务为重点，基层创建市级特色专科（专病）6 个。

三是夯实村级医疗卫生服务网底。建立以村级医疗卫生机构为主，邻村延伸、派驻服务、巡回医疗、远程医疗等服务为补充的村级医疗卫生服务体系，全县 127 家村卫生室均实行紧密型乡村一体化管理。依托民生实事项目，全县已建成美丽村卫生室 114 家，覆盖率达 90%。建成智慧健康站 9 家，提供复诊开方、自助购药等服务，配备 14 辆巡诊车在全县开展巡回医疗、送医送药等服务，切实提升基层医疗卫生服务效率。

四是完善急救资源布局。健全院前院内急救工作网络，优化站点布局，提升急救能力，实现全县建制镇院前医疗急救站点全覆盖，构建高效的区域整合型急危重症救治体系。2023 年，德清县城乡平均急救反应时间为 12 分 02 秒，较前两年缩短 1 分 47 秒，在全省排名从 44 名提升到 12 名。

三、扩容提质、闭环管理，壮大基层卫生健康人才队伍

一是健全人才招引机制。按照统招共用原则，落实健共体内成员单位同质化招引。出台《德清县高层次医疗卫生人才引育实施办法》，明确招引人才优惠政策，博士、硕士给予各类补贴 44.35 万 ~91.15 万元，本科给予各类补贴 15.55 万 ~29.35 万元，正高职称给予各类补贴最高 175

万元，副高职称给予各类补贴最高 88.6 万元。近三年，申请医疗卫生人才专项发展经费 1 500 余万元，完成医疗人才智库（德清县医疗卫生人才智慧服务平台）建设，用于支持高层次人才聘用和培养工作持续性发展。

二是完善人才留用制度。探索实施基层卫生人才“县聘乡用、乡管县育”改革，明确县级公立医院执业医师晋升职称前原则上需有一年以上基层医疗卫生服务经历，鼓励基层医护人员到县级医院轮训。打破单位、科室、身份限制，建立健共体内部人才柔性流动机制。聘任 12 名县级业务骨干担任卫生院业务副院长，选派 60 多名县级专家常驻基层全专联合门诊和慢性病一体化门诊，110 名县级专科医生融入家庭医生签约团队。落实各项基层卫生人才薪酬制度，统筹平衡县级医院和基层卫生院绩效工资水平，人均奖励性绩效工资增幅向基层卫生单位倾斜 20%，县乡医务人员收入差距逐年缩小，基层医务人员收入从健共体建设前的 13 万元提至 18 万元。

三是创新人才培养方式。依托浙江大学医学院附属邵逸夫医院全科医学科优势资源，构建以省级三甲医院、县级医院、基层医疗卫生机构为一体的全科医生培养模式。2020 年以来，为 207 名全科医生集中授课 120 期、云实训平台培训 90 000 小时，全科助理医师以上资质占比达 82%。全国乡村医生培训中心也落户德清。自 2012 年起实施招录与招聘并轨的基层卫生人才定向培养行动，累计招录定向培养生 292 名，已毕业到岗 190 名。2022 年起依托浙江中医药大学启动中医师承定向培养计划，首批 15 名学员已完成招录。

四是推进年老村医有序退岗。制定《年老乡村医生退出工作实施方案》，完善乡村医生基本养老保障政策，全县 86 名年老乡村医生参保率达 100%（其中参加城乡医保的占比 19.8%，养老补助 900 元 / 月；职工医保占比 80.2%，养老补助 2 500 元 / 月）。同时规定凡在岗乡村医生男满 65 周岁、女满 60 周岁，分两年按计划有序退出。2023 年退岗 41 人，全县村医队伍平均年龄由 45.9 岁降至 39.1 岁。2024 年年底将完成剩余 45 位年老村医的退岗工作。

四、上下联动、全人全程，创新基层卫生健康服务模式

一是深化紧密型健共体建设。 2 个健共体均成立医疗质量、人力资源等管理中心，按 5S 标准统一基层成员单位的管理制度、服务流程、标识标牌。设立连续医疗服务中心，提供省县镇三级医疗机构的上下转诊、入院检查、出院回访等连续服务。建成检验、影像、心电诊断等共享中心，县域内检查检验结果互认共享，累计为基层诊断影像心电 45 万份。推广人工智能影像辅助诊断平台，建设全科医生辅助诊疗平台，提升基层医生诊疗水平和服务能力。推出移动支付电子审批平台，实现成员单位药品、材料、工资等全流程移动审批报销，审批时间从原来的一周以上缩短到一天以内。

二是优化医防融合服务模式。 在健共体牵头医院设立健康管理中心，在基层医疗卫生机构设立慢性病一体化门诊，推动慢性病早诊早治和规范诊疗。推出癌症早筛、免费体检、药物与健康双处方等“医疗延伸服务包”。2023 年，完成城乡居民免费体检 15.6 万人次，完成妇女“两癌”筛查 10 185 人次，重点人群结直肠癌筛查 15 958 人次，为重点人群免费接种流感疫苗 33.81 万剂次。2018 年以来率先推出慢性病免费用药民生实事项目，财政累计投入 1 250 余万元，共 2.14 万名高血压患者、1.27 万名糖尿病患者受益。在洛舍镇砂村试点开展营养健康村建设，通过建队伍、建门诊、建环境、建积分，精准化干预，建立“四建一化”培育机制，形成政府主导、居民主动参与的良好格局，推动居民树立自我管理意识，养成健康生活方式。2020 年以来，居民营养健康知识知晓率增长 16.4%，行为形成率增长 18.7%，超重肥胖率下降 16.3%。

三是提升基层中医药服务。 2022 年年初，浙江省启动“中医处方一件事”改革，实施中医数字化智能化改造工程，开展处方、病历等数字化标准体系建设。2022 年 6 月，浙江省卫生健康委、中医药管理局等 4 部门联合印发《全面开展“中医处方一件事”改革实施方案》，明确通过处方、病历、饮片等标准化建设，建立省市县医疗机构协同、中医处方共享、中医数据互联互通的服务新体系。德清县启动全国基层中医药工作示

范县创建，推动优质中医药资源扩容下沉。全县12家乡镇卫生院（社区卫生服务中心）已开设中医馆、14家村卫生室已开设中医阁，成功打造旗舰中医馆2家、旗舰中医阁5家。加强中医优势病种管理，成功推广中医适宜技术10项。推动“中医处方一件事”改革升级中医电子病历，实现群众看中医用药可追溯、代煎可视化。

四是强化“一老一小”服务。整合基本医疗、预防保健、养育照护三大重点，拓展“一托一医”驻点服务，实现全县婴幼儿照护机构儿保医生签约服务全覆盖。强化普惠托育指导体系建设，推进托育服务高质量发展，目前已建成婴幼儿照护服务指导中心13家、婴幼儿照护服务驿站42家、托育机构（托幼一体园）50家，每千人口托位数达4.54个。持续开展学校健康管理，47个学校配备校医，协助开展中小学生健康体检、近视监测等工作。利用现有基层医疗卫生机构资源，通过设置康复护理床位，增设安宁疗护床位，组建专业医师团队，在乾元、新安、舞阳等卫生院推广“养中设医”“医中增养”嵌入式医养结合机构发展模式，切实提升老年健康服务水平。

探索“1357”工作模式
推动基层卫生健康高质量发展

贵州省遵义市习水县

贵州省遵义市习水县自2022年获批成为国家基层卫生健康综合试验区以来，采取“1357”工作方式（即围绕一个中心、健全三项机制、推动五项改革、实施七项行动）有序推进基层卫生健康工作，探索建立适合山区乡村特点的公平可及、系统连续的医疗卫生服务体系，切实解决群众“看病难、看病贵、看病烦”的问题。

一、主要做法

（一）围绕“一个”中心，确定建设模式

以“国家基层卫生健康综合试验区”为中心，加强县域整合型医疗卫生服务体系建设。结合习水地域广、人口多、医疗机构分散等实际情况，以问题为导向，因时因势，从最初的“总院＋分院”模式，探索调整为“县级龙头带中心、中心辐射带动一般，突出中心、梯次发展”的医共体建设模式（2+5+N模式），即由2家县级公立医院分别牵头组建2个医共体，分片区选取5个中心乡镇卫生院按照二级医疗机构服务能力标准建设为县域医疗次中心，辐射带动区域内其他一般乡镇卫生院、延伸服务点及村卫生室共同发展，构建起“县级公立医院＋县域医疗次中心＋一般乡镇卫生院＋延伸服务点＋村卫生室”的五级医疗卫生服务体系。

（二）健全“三个”工作机制，确定管理体系

为保障综合试验区建设有序推进，建立了高效协同的工作运行

机制。

一是建立“双组长”高位推动机制。成立了以县委、县政府主要领导担任“双组长”的综合试验区建设工作领导小组，研究解决综合试验区推进过程中遇到的困难和问题。

二是建立“专班”高速运转机制。组建综合试验区建设工作专班，实行专班专人专抓。出台了《习水县基层卫生健康综合试验区建设方案》，明确了综合试验区建设工作任务及职责分工。建立了“日推进、周调度、月小结”的工作推进机制。

三是建立“1+N”高效协同机制。建立县级相关部门“横向”工作协同和乡村基层治理“纵向”协同的工作机制，统一思想、共同推进综合试验区建设。

（三）推动“五项”改革，确定建设路径

以紧密型县域医共体“六统一”为目标，在编制管理、薪酬分配、职称评聘、人才引育、医保支付五个领域进行改革。

一是创新编制管理改革。动态调整人员编制总量，优先保障卫生健康系统编制需求。县级医疗机构实行人员控制数管理，按照核定床位数核增人员控制数 1 761 名。乡镇卫生院（社区卫生服务中心）实行“人才编制池”管理，推动编制和人员在县域内统筹使用。实行乡村医生“编制＋员额制”管理，已累计公开招聘事业编制乡村医生 37 人，其余乡村医生实行“员额制”管理保障。

二是完善薪酬分配制度改革。落实基层医疗卫生机构和专业公共卫生机构“公益一类保障、公益二类管理”和“两个允许”政策。探索紧密型医共体薪酬分配制度改革，实行上挂同岗同酬、下派增资增酬、巡诊按劳取酬的机制，通过利益紧密连接，推动医共体建设可持续发展。探索乡村医生职称激励机制，设立全科医生岗位津贴，实行乡村医生取得执业（助理）医师资格鼓励机制。探索乡村医生待遇保障机制，县级财政投入乡村医生每人每年再提高固定报酬 2 000 元。持续落实乡村医生社会保险全覆盖，解决乡村医生后顾之忧。

三是优化职称评聘方式改革。职称评聘比例向基层倾斜，乡镇卫生院聘任高级职称不受岗位比例限制，乡村一体化管理的村卫生室执业

（助理）医师纳入乡镇卫生院（社区卫生服务中心）职称评聘。对因受学历、专业水平等影响不能顺利考取高一级职称人员，及时调整岗位，按照事业管理岗位晋级，确保此类人员待遇不受影响的同时又增加了专业技术人员聘任岗位数。

四是拓展人才引育渠道改革。面向社会招聘一批：2023年通过事业单位公开招考高校医学相关专业毕业生142人，其中引进硕士研究生8人。柔性引才吸纳一批：在康养度假景区和县级医疗机构设立“医疗专家驿站”，柔性引进省内外专家12人。东西部协作承接一批：持续强化与珠海市的对口协作，引入珠海市帮扶专家24人。自主培育提升一批：持续发挥县级医疗机构“习水人才基地”作用，推行“师带徒”、名医工作室带学带教、外送进修规培等措施，累计培养规范化培训生217人、见习生200余人。

五是加大“三医联动”改革。推动医保支付方式改革，探索实施医保总额付费与按病种分值付费（DIP）支付方式改革。推动用药目录改革，实行县域医疗次中心与县级医院用药目录衔接统一、处方自由流动。持续推进抗癌药购买“双通道”（医院和指定药房均可购买抗癌药，并列入医保报销）工作，保障全县癌症患者用药需求。推动医疗服务价格改革，将符合条件的县级医院特需服务项目纳入市场价格管理，调整增加乡村两级医疗卫生机构一般诊疗费2元。推动医保定点管理扩面，将符合条件的村卫生室纳入医保定点管理，取消乡镇级收费医疗机构5%医保质保金。推动医防融合改革，家庭医生签约服务费在城乡居民医保基金中按每人每年3元进行支付。强化“医院＋医保”经办服务建设，将门诊慢性病办理下沉到县乡两级医疗卫生机构，方便群众医保结算报销和业务办理。

（四）实施“七项”行动，确定建设载体

针对县乡村不同层级医疗机构的发展定位和工作重点，扬优势、强弱项、补短板。

一是外引帮扶行动。县级医疗机构根据大病、疑难重症疾病诊治存在的不足和短板，主动向定点帮扶以外的三甲医院寻求专科联盟和战略合作，分别与5家省内外三甲医院签订了战略合作协议。

二是重点专科(学科)建设行动。围绕区域疾病谱,强化牵头医院重点专科、学科建设,不断提升县级医疗机构医疗服务能力,已建省级重点专科1个、省级中医优势重点专科2个、市级重点专科4个、市级重点学科1个。

三是县域医疗次中心建设行动。依托"五下沉",即领导下沉重构资源、专家下沉带学带教、资金下沉更新设备、质控下沉提升标准、管理下沉增强服务,推进县域医疗次中心建设,已建成县域医疗次中心2个,正在建设3个。

四是"优质服务基层行"达标创建行动。以"优质服务基层行"活动为载体,以"基本医疗+基本公共卫生+特色专科"为标准,全面提升乡级医疗卫生机构服务能力。截至2023年年底,30%以上的基层医疗卫生机构达到"优质服务基层行"活动服务能力推荐标准,95%以上达到基本标准。

五是延伸点建设行动。根据人口居住形态的变化,探索建立"工矿服务型、旅游度假型、人员聚居型"为主的乡镇卫生院延伸服务机构,每个延伸服务机构按照乡镇卫生院标准设立科室,由医共体牵头医院或乡镇卫生院派驻专业技术人员下沉开展诊疗服务,实现乡村一体化管理。全县规划建设延伸服务机构10个,现已建成7个、在建3个。

六是示范村卫生室建设行动。建立村卫生室运行管理、乡村医生县管乡聘村用、乡村医生社会养老保险、乡村医生获得执业资格激励、优化医保支付政策"五项制度"。对村卫生室实施"示范、标准、合格"分类管理,使全县所有村卫生室达到"基础设施标准化、诊疗操作规范化、规章制度统一化、服务管理一体化"。截至2023年年底,全县示范村卫生室达55个、标准村卫生室149个、合格村卫生室155个。

七是"医+防"融合专项行动。加强医防融合管理,构建专业公共卫生机构、县级医院和基层医疗卫生机构"三位一体"的慢性病综合防控体系,优化调整家庭医生签约团队,推行"一病两方",从合理膳食、健康生活方式和用药指导三方面对患者进行宣教,并对重点人群实行分级分类管理,提高管理率,降低发病率。加强信息化赋能,打通公共卫生管理平台与医院信息系统(HIS)、实验室(检验科)信息系统(LIS)和影像归档和通信系统（PACS）互联互通的瓶颈。建立“卫生云”app，方便乡村医生实时上传重点人群随访记录。建立“习水公卫”微信公众号，方便群众随时查看健康档案。

二、工作成效

一是分级诊疗格局基本形成。综合试验区建设以来，县域内就诊率达 92%，基层医疗卫生机构就诊率从 51% 提高到 62%，县域内住院就诊率稳定在 85%。医保基金外流减少，群众外出看病就医负担进一步减轻。实现了医保资金及外出就医人员“双回流”，县乡医疗机构诊疗人数和群众满意度“双提升”。

二是医疗服务能力快速提升。相比建设综合试验区前，县级医院三级、四级手术比例达 64%、提高了 25 个百分点；基层医疗卫生机构开展新技术新项目增加了 31 项；全县门诊人次数增加了 17.0 万，住院人数增加了 2.4 万，医疗收入增加了 5 630.3 万元，实现诊疗量和业务收入“双增长”，而且实现“县级强”到“县域强”的转变。

三是建设模式得到认可。经过不断探索创新，“2+5+N”的医共体模式和五级医疗卫生服务体系等模式创新得到各级认可，先后受邀在 CCTV《朝闻天下》栏目、全国基层卫生改革交流会等传播经验。村卫生室“五项制度”和乡村医生“编制＋员额制”管理等工作得到广大群众和社会认可，得到中国网、健康界等媒体的采访、宣传、报道。

四是群众满意度进一步提升。通过综合试验区建设，让群众在家门口就能享受更加公平可及、系统连续的更高质量、更为便捷的医疗卫生服务，有效缓解了群众“看病难、看病贵、看病远、看病烦”的问题，群众体验感、获得感、满意度进一步提升。

以基层卫生健康综合试验区建设为引领筑牢乡村医疗卫生服务体系网底

贵州省铜仁市思南县

近年来，思南县党委、政府高度重视基层卫生健康工作，积极落实“以基层为重点，以改革创新为动力”的新时代党的卫生健康工作方针，以省级基层卫生健康综合试验区建设为引领，以“提能力、优服务、强救治、保健康”为主线，深入推进紧密型县域医共体建设，优化县域医疗资源均衡配置，提升基层医疗卫生服务能力，深化基层体制机制改革，筑牢乡村医疗卫生服务体系网底。

一、主要做法

（一）“一个体系”织密基层卫生健康服务网络

结合思南县域实际，以县人民医院、县民族中医院两家三级医院为龙头，塘头镇、许家坝镇卫生院两家二级综合医院（两个县域医疗次中心）为两翼，26个乡镇（街道）卫生院（社区卫生服务中心）为枢纽，18家民营医疗机构为补充，502个村卫生室（社区卫生服务站）为网底，构建县域医疗卫生服务保障体系和“城镇社区15分钟、乡村30分钟”健康服务圈。

（二）“两个深化”着力推动试验区建设

一是推进紧密型县域医共体建设。结合思南县地理优势，组建两个紧密型县域医共体，实行1（县公立医院管理委员会）+2（两家县级公立医院）+6（中心医共体）+14（一般乡镇卫生院）+X（分院与村卫生室）模式；按照“管理协同、业务协同、人事协同、财务协同、信息协同”模式，在紧密型县域医共体内组建 6 个中心医共体。在 2023 年省级紧密型县域医共体绩效考核中，思南县四个维度 12 项指标全部达 A。

二是深化“医防融合”创新发展。为推动疾病预防控制体系和医疗服务体系建设，思南县 2023 年挂牌组建了疾病预防控制局，成功创建省级慢性病综合防控示范区，成立县级医防融合指导小组，为更好地推动“医防融合”奠定了坚实的基础。全县各医疗卫生机构将原公共卫生组规范设置为健康管理中心，健康管理中心人员并入有关临床科室，主要体现在将老年人体检、慢性病管理与临床诊疗相融合，满足老年人、慢性病患者健康服务需求；将妇幼健康管理与妇产科相融合，提高妇幼健康水平；将儿童健康管理与儿科相融合，提高儿童保健水平；将中医药健康管理与中医科相融合，推动中医药事业发展；保障了基本公共卫生服务和医疗服务相互融合、相互促进，协同发展。

（三）“三个强化”完善政策保障体系

一是强化组织保障。县委、县政府高度重视基层卫生工作，多次召开专题会议研究部署基层卫生工作，深入基层调研医疗卫生服务情况。

二是强化责任落实。明确相关责任部门职责，与县财政、人社、编办等部门建立分工协作和联席会议机制，定期对工作推进情况和存在问题进行通报和会商研判，确保卫生健康工作有力推动。

三是强化经费保障。近年共投入资金 14.27 亿元，实施县乡村三级医疗机构基础设施建设，建筑面积共计 26.04 万平方米，各级各类医疗机构就医环境得到明显改善。

（四）“四个着力”优化医疗资源配置

一是着力优化县域医疗卫生资源均衡布局，推动优质医疗资源下沉。思南县人民医院与塘头镇卫生院妇产科、儿科开展专科联盟，补足乡镇卫生院短板弱项。思南县妇幼保健院与思唐街道社区卫生服务中心有机整合，实行一个阵地、一套人马、两块牌子，既保留了两个机构各自的功能，又弥补了两个机构人员不足的问题，推动了全县医疗服务能力整体提升。结合医共体建设，有针对性地派出专业对口的业务骨干到乡镇卫生院开展坐诊、临床带教、教学查房、疑难病例讨论、挂职副院长参与乡镇卫生院管理等帮扶工作。

二是着力创建“一院一品、一院一特”。各基层医疗卫生机构按照“1 个标准中医馆 +1 个临床科室 +N 个特色科室”模式，本着方便群众就医，相邻乡镇卫生院优势科室互补的原则错位发展，提升自身业务的同时，寻找适合自身的诊疗品牌，目前建成乡镇卫生院特色科室 20 个，开展新技术、新项目 86 个。

三是着力推动分级诊疗工作。制定了《思南县加快推进分级诊疗制度建设实施方案》《思南县县域医共体内双向转诊实施方案》，实行县乡村三级转诊制度。对村级不能确诊、治疗不佳、需转诊的患者，由村医负责转诊到所属乡镇卫生院或县级医疗机构就诊；对乡镇卫生院需要转诊的，遵循患者及家属意愿，由值班医生根据患者病情按县域医疗次中心 - 县级医疗机构的顺序转诊；对需要往县外上级医院转诊的，由县级专家团队会诊后，开通绿色通道有序快捷转诊；根据患者病种、病情恢复情况以及本人意愿，县级医院将康复期患者转至就近乡镇卫生院继续治疗；实行县乡村三级双向联动考核，引导患者“头疼脑热、慢性病购药不出村，常见病、多发病不出乡，大病不出县，疑难重症及时有序转诊”的就医格局。

四是着力推进乡镇卫生院延伸服务点的建设工作，持续优化乡村医疗卫生服务体系。为进一步满足偏远乡村群众就近就医需求，以及解决村级医疗机构服务能力不足的问题，综合考量服务人口、地理位置等多种因素，设立了 12 个乡镇卫生院延伸服务点，已有 9 个服务点建成并投入使用，另外 3 个也在建设中。

（五）“五个加强”提升医疗服务能力

一是加强医院能级提升。思南县人民医院成功创建为三级甲等综合医院，正在建设市级区域医疗中心，已挂牌为遵义医科大学思南医院，和湖南省中信湘雅生殖与遗传专科医院建成生殖与遗传专科联盟，着力将思南县人民医院打造成区域性生殖与遗传中心。县民族中医院通过三级中医医院评审认定。县妇幼保健院认定为二级甲等妇幼保健院，与贵阳市妇幼保健院形成妇幼保健专科联盟。塘头镇、许家坝镇卫生院已通过二级综合医院评审认定，并成功建设为县域医疗次中心。

二是加强信息化建设。 建成思南县区域影像诊断平台、乡镇卫生院统一支付平台，县乡两级远程医疗服务全覆盖。2023 年，完成远程会诊 83 人次，远程影像诊断 68 358 人次，远程心电诊断 5 720 人次，为群众节省看病就医费用 197 363 元。依托铜仁市电子健康档案应用平台，推行思南县紧密型医共体信息化平台试点建设，实现医共体内检查检验结果互联互通，建成后将向居民手机终端开放共享，为分级诊疗实质运行提供便捷服务。

三是加强“组团式”帮扶工作。 充分利用东西部协作、三级医院对口帮扶契机，采取“派出去、请进来”“传帮带”等帮扶措施。近年来，常熟市、东莞市和贵州省内三级医院共选派 30 余名专家来思南县驻点指导，选派 50 余名技术骨干到常熟市、东莞市多家医院及贵州省内三级医院进修学习；依托县级医疗卫生人才资源优势，开展二级医院对口帮扶，选派县级专家 75 人到乡、村两级蹲点开展坐诊查房、学术讲座、家庭医生签约等医疗服务，提升基层医疗卫生机构对常见病、多发病的诊疗能力。

四是加强家庭医生签约服务能力。 按照“1+1+1”服务模式，建立家庭医生签约服务制度，实行分类、分级管理，做到应签尽签。截至 2023 年年底，医共体内组建家庭医生签约服务团队 155 个，家庭医生签约覆盖率达 47%，较 2022 年提升 10 个百分点，重点人群签约率达 80% 以上。

五是加强临床重点专科建设。 全县成功创建省级重点专科 4 个、市级重点专科 12 个，建成基层特色专科 20 个。正在推进建设的国家级临床重点专科 1 个，省级临床重点专科 10 个，市级临床重点专科 6 个。

二、工作成效

(一) 全面构建就医诊疗新格局成效初显

思南县人民医院顺利通过三级甲等综合医院创建评审，在 2022 年度公立医院改革与高质量发展考核中排名上升 13 位，排县级综合医院第 17 名，纳入新一轮现代医院管理制度省级试点。塘头镇、许家坝镇卫生院预防接种门诊被评为省级特级示范接种门诊，其中塘头镇卫生院入围全国乡镇卫生院 500 强，排名第 392 名、全省第 7 名。30% 以上的基层医疗卫生机构达到“优质服务基层行”活动服务能力推荐标准，全部基层医疗卫生机构达到基本标准。医疗服务、医疗质量评价、现代医院管理等能力显著提升。

（二）县域医疗服务能力显著提高

2023 年县域内就诊率达 91.66%，基层医疗卫生机构门急诊人次占比达 65.15%，参保人员县域内住院人次占比达 81.06%。塘头镇、许家坝镇两家县域医疗次中心辐射带动能力显著提升，共带动周边 8 家乡镇卫生院，开展胃肠镜、髋关节置换、钬激光碎石术、经皮肾镜取石、膀胱切开取石等新技术，2023 年诊疗 203 172 人次、同比增加 17.86%，三级、四级手术同比增长 32.67%。

（三）人事薪酬制度改革成效凸显

县委、县政府始终把卫生健康系统人事制度改革放在首位，通过引进、医院自主培养等方式不断加强高学历、高层次卫生人才队伍建设。按照“两个允许”要求，率先落实了县级公立医院院长（党委书记）年薪制，并严格落实县级公立医院薪酬制度改革，广大医务工作者的积极性得到了充分调动。实行乡聘村用、乡村一体化管理模式，县财政每月定额补助村医 700 元，并为村医统一缴纳社会养老保险金。

双驱动　四提升　一夯实
促进乡村医疗卫生体系健康发展

宁夏回族自治区吴忠市盐池县

近年来，盐池县以基层为重点、以改革创新为动力，围绕紧密型县域医共体建设和全民健康水平提升行动的目标，在全面做实做好“一二三五九”健康管理服务的基础上，以“驱动基层急诊急救和中医适宜技术”为双引擎，以“提升资源沉、信息通、医防融、质量同”为四行动，以“夯实队伍稳”为根基，健全乡村医疗卫生服务体系，发展壮大乡村医疗卫生队伍，提高基层卫生健康服务水平，为乡村振兴奠定坚实的健康基础。

一、驱动院前急诊急救服务引擎，解决群众就医“急”的问题

实施院前急诊急救能力提升工程，降低急诊患者的死亡率和致残率，所有乡镇卫生院均配备抢救监护型救护车和车载急救医疗设备，基层医疗卫生机构配备了可视喉镜、面罩呼吸气囊、心电图机、床旁快速检测仪（POCT）等设备，设置了独立的急诊科，配备专（兼）职急诊急救医护人员。盐池县医疗健康总院采取“理论培训＋技能考核”的方式，连续两年分 18 批次到基层医疗卫生机构开展院前急救能力提升培训，并选派乡镇卫生院人员到县人民医院急诊科进修学习 3 个月。通过“沉下去、送上来”的形式，共培训乡镇卫生院人员和乡村医生 600 余人次，培训覆盖率达到 90% 以上，考核合格率达到 95% 以上，有效提升了全县

基层医务人员对突发疾病的急救处置和突发公共卫生事件的应对能力，为构建县域内急诊急救网络体系奠定坚实基础。

二、驱动中医适宜技术服务引擎，解决群众就医“需”的问题

为充分发挥中医适宜技术在基层医疗卫生机构疾病防治方面的优势，解决群众对中医药服务的需求，盐池县实施基层医疗卫生机构中医药提升工程，加强乡镇卫生院中医馆内涵建设和村卫生室中医阁建设。已经建成标准化中医馆 9 个、中医阁 2 个，每个村卫生室配备了火罐、艾灸治疗仪、中频治疗仪等价值 1.5 万元的中医适宜技术“十小件”。县医疗健康总院连续两年对基层医疗卫生机构开展针刺、推拿、灸法、火罐、刮痧、贴敷等中医适宜技术能力提升培训，培训基层医务人员 250 余人次，推动中医药在基层的应用，提升基层中医药人才服务水平，促进中医药传承创新发展，也让群众就近享有“简、便、验、廉”的中医药服务。自 2022 年以来，基层中医药服务门诊人次较以前提高 8.55 个百分点。

三、深入拓展医防融合服务项目，提升疾病医防“融”的能力

坚持预防为主，加强重大慢性病健康管理，提高基层防病治病和健康管理能力，创新医防协同、医防融合机制，持续发展“1234”医防融合服务新模式。建立“1”支医疗专家帮扶团队（即由医疗健康总院组建专业技术人员）、完善“2”种慢性病六步管理措施（即对高血压、糖尿病实施筛查、确诊、推送、随访、体检、评估六步全流程管理）、强化“3”种传染病（即布鲁氏菌病、结核病和艾滋病）“三位一体”管理机制、实施“4”种癌症（即宫颈癌、乳腺癌、早期肺癌、早期上消化道癌）早期筛查和开展“减压降糖”百日攻坚行动工作，深入拓展实施心血管病、脑卒中、慢性阻塞性肺疾病、消化道癌等重大慢性病筛查和早诊早治工作，有效干预高危人群发病风险，降低居民癌症死亡率。截至 2023 年年底，早期肺

癌筛查 4 631 人、筛查出中高危人群 166 例；早期上消化道癌筛查 4 230 人、筛查出中高危人群 740 例；宫颈癌、乳腺癌各筛查 5 034 人，筛查出可疑阳性数 250 例。对筛查出来的高危人群和可疑阳性人群全部进行高危干预和健康管理，真正做到以患者为中心向以健康为中心转变。

四、积极推行专家派驻巡诊服务，提升优质资源“沉”的质量

为巩固拓展健康扶贫成果，并与乡村振兴有效衔接，提升乡镇卫生院诊疗能力，以满足基层基本医疗服务需求为导向，盐池县医疗健康总院采取“患者不跑、专家跑”的服务模式，开展优质帮扶资源下基层活动，推动专家下沉乡村开展巡诊、义诊和“传帮带”活动，选派 8 个专家帮扶团队和 6 个巡诊义诊团队，定期到乡村开展诊疗服务、健康教育、疾病筛查、高危干预、健康管理等工作，为基层群众提供更好更优质的医疗卫生服务，促进优质医疗资源扩容和区域均衡发展。截至 2023 年年底，专家团队累计开展门诊诊疗 9 859 人次，住院 318 人次，健康宣传 50 场次，带教培训 100 余人次，巡诊义诊 12 场次。

五、持续推进“互联网 + 医疗”建设，提升健康信息“通”的作用

以抓重点、促应用、提质量为目标，大力推进县域医共体信息化平台建设，构建了县乡村一体化诊断、治疗、管理信息平台，实现医疗、公共卫生、家庭医生签约服务业务数据互通共享。探索建立了“乡检查、县诊断、乡治疗”模式，先后建立了远程诊疗、远程影像、远程心电、远程病理、远程教学等远程诊断中心，开通了远程视频门诊、视频查房业务通道。2023 年，远程心电中心诊断服务 18 446 人次，远程影像中心诊断服务 20 488 人次，远程视频门诊服务患者 567 例，人工智能诊断平台产生患者病历 57.42 万份，AI 辅诊 292.3 万人次，病历规范率由 AI 辅诊上线初期的 80% 上升至 99.77%，医疗机构之间、患者和医生之间、管理和服

务之间的健康信息互联互通，信息利用效率明显提升，推动建立“基层首诊，双向转诊，急慢分治，上下联动”的分级诊疗制度。

六、不断强化医疗质量控制管理，提升医疗质量“同”的水平

盐池县医疗集团成立县级院感、护理、药事等 9 个质量控制中心，对基层医疗卫生机构在医疗服务规章制度、技术规范、人员培训、质量控制等方面执行统一标准，每年开展 1 次基层质量控制培训，每季度对基层医疗卫生机构进行质量控制督导指导，基层质量控制人员每年到县级质量控制中心进修学习，构建县乡村三级医疗卫生质量控制体系。

七、全面保障乡村医生养老问题，夯实基层队伍“稳”的根基

2023 年起，盐池县政府每年投入 110 余万元为 101 名乡村医生购买了“五险”，彻底解决了乡村医生的后顾之忧，乡村医生的身份由半农半医转变为乡镇卫生院的职工，可以参加乡镇卫生院的培训和绩效考核，提升了他们的工作积极性。县政府每年定向委托培养 10 名医学专科生，毕业后回到乡镇卫生院工作，履行乡村医生的职责，促进了乡村一体化管理，稳定了乡村医生队伍。

盐池县通过“双驱动、四提升、一夯实”，促进乡村医疗卫生体系健康发展，真正实现头疼脑热等小病在乡村解决，常见病、多发病在县域解决的目标。2020—2023 年，基层门急诊诊疗量由 316 113 人次增加到 349 737 人次，提升了 10.6%；基层住院量由 909 人次增加到 1 746 人次，提升了 92.1%；识别和初步诊治常见病、多发病病种数由 78 种增加到 116 种，提升了 48.7%。“优质服务基层行”活动服务能力达标率为 77.8%。

完善体系　强化措施　创新模式 推进基层卫生健康事业高质量发展

新疆维吾尔自治区和田地区洛浦县

近年来，洛浦县坚决贯彻“以基层为重点”的党的新时代卫生与健康工作方针，坚持以人民健康为中心，抢抓新疆维吾尔自治区基层卫生健康综合试验区建设机遇，以提升县域整体健康服务能力为主攻方向，不断完善制度体系、强化工作措施、创新服务模式，全面推进基层卫生健康事业高质量发展。

一、主要做法

（一）高位推动，构建大卫生大健康管理体系

一是强化健全领导工作机制。成立由县委书记、县长任双组长，县直属部门、乡镇为成员的基层卫生健康综合试验区建设工作领导小组，研究出台规范性文件 12 份。成立县卫生健康委党委，定期召开会议解决临聘人员待遇、医保总额政策实施、基础设施建设等问题。人大、政协开展基层调研 2 次，提出了针对性的建议。乡村两级均成立了公共卫生委员会，形成了多部门、多形式助力卫生健康治理的管理格局。

二是加大财政投入力度。2020 年以来，先后投入 6.8 亿元完善基础设施建设和购置设备，就医环境和就医条件得到明显改善。投入 5 000 万元用于信息化建设，县域医共体内医疗卫生机构实现信息互联互通、资源共享。每年投入 200 万元用于缴纳乡村医生养老保险，解决了乡村医生后顾之忧，稳定了乡村医生队伍。

三是创新人才服务保障。采取“招、培、留”的人才保障措施，为提升县域整体服务能力增添了活力。2022 年以来，招引疆内外人才 1 083 人（疆外招录医疗专业人才 280 多人、疆内招录医学生 800 多人）。上送下派培训 417 人（上派进修学习 387 人、下派驻点帮扶 30 人）。实施待遇留人措施，落实“两个允许”、同工同酬政策，村级结合“优质服务基层行”活动和业务工作完成情况，每年将 10% 的公共卫生预算资金用于被评为优秀、良好、合格的乡镇卫生院（社区卫生服务中心）发放季度绩效，占比分别为 1.2%、1.0%、0.8%。县域医共体内筹措 200 多万元互助金，主要用于偏远散、人口基数少的乡镇卫生院医务人员发放绩效工资，调动了人员工作积极性，稳定了基层卫生人才队伍。

（二）梯次发展，构建“县强、乡活、村稳”的乡村医疗卫生服务体系

一是强县“强龙头”。对标“千县工程”县医院能力提升标准，依托自治区人民医院托管和北京市等对口医院专家帮扶，强化骨干人才培养和重点专科建设，采取派驻医生、科室共建、名医坐诊、远程医疗等方式，让优质医疗资源扩容，建立博士工作站 3 个、专科联盟 46 个，建成地区级重点专科 3 个，胸痛中心目前已建成国家基层版，创伤中心加入南疆联盟成员单位，2023 年被评为国家级呼吸与危重症（PCCM）重点专科优秀单位，三级、四级手术占比达 34.17%。

二是活乡“健枢纽”。对标“优质服务基层行”活动乡镇卫生院服务能力标准，10 家乡镇卫生院中 6 家达到基本标准、3 家达到推荐标准、1 家建成社区医院。通过“科包院”、名医坐诊、巡回医疗等资源下沉，增设眼科、口腔科、皮肤科等科室，补齐基层医疗服务短板。建立“1+10+N”（1 家县人民医院 + 10 家乡镇卫生院 + 47 家村卫生室）的院前急救网络标准化体系，10 家乡镇卫生院规范建立了急救站，7 家乡镇卫生院推进急诊急救胸痛救治单元建设，配齐配全了相关设备，畅通转诊流程，当前 10 秒钟接听率 100%，3 分钟出车率 93.82%，与去年同期相比提高 17.21 个百分点；平均急救到达现场时间 15.5 分钟，与去年同期相比缩短 2.3 分钟，初步形成县域 15 分钟急救圈，2024 年第一季度乡镇卫生院接收转诊人数 1 432 人。4 家乡镇卫生院可独立开展背部脂肪瘤、宫颈息肉切除术等一级、二级手术，累计开展手术 738 台。搭建了远程影像、

远程心电、医学检验等八大共享中心，实现了乡级检查、县级诊断、结果互认、资源共享，2023 年以来开展远程会诊 5 651 例、远程心电 17.13 万例、远程影像 19.66 万例，基层医疗卫生机构门急诊人次占比达 82.83%。

三是稳村“固网底”。全县 247 个村卫生室均达到村级“优质服务基层行”基本标准，其中 120 家达到推荐标准。在距乡镇卫生院较远、人口相对集中的 5 个村设立中心村卫生室，增加了各种辅助检查、门诊输液等功能，作为乡镇卫生院服务延伸点，极大地方便了群众就近就医。2023 年，村医流失率控制在 5% 以内。村卫生室累计诊疗 96.34 万人次、健康管理 28.96 万人次。

（三）重点突出，构建预防、治疗、康复等健康服务体系

一是强化医防协同融合体系。制定下发了《洛浦县医防协同融合工作实施方案》，构建了“县健康管理中心 + 乡健康管理站 + 村健康驿站”三级医防融合管理体系，医院信息系统（HIS）增加医防融合、AI 辅助诊疗模块，实现县乡村基本公共卫生、基本医疗信息互联互通，解决了“医防分离”“两张皮”和乡村两级诊断能力不足的问题。充分运用全民免费健康体检结果，实行筛、防、治、管、宣“五个一批”闭环管理，2023 年以来全县共检出并救治阳性病例 10.7 万人（主要为肥胖、脂肪肝、高脂血症、高血压、胆囊炎、胆囊结石、糖尿病、心律失常等患者，以及视力低下、龋齿、营养不良、贫血等亚健康状态的人群），逐步形成“未病早预防、小病就近看、大病能会诊、慢性病有管理、转诊帮对接、健教有人宣”的全流程健康服务模式。

二是做实家庭医生签约服务。组建 247 个由县级专科医生 + 乡镇全科医生 + 乡镇包联医生 + 村卫生室乡村医生为成员的家庭医生签约服务团队，对所有签约对象提供基本医疗、慢性病随访、转诊、中医适宜技术等个性化服务，开展健康教育，形成“未病早预防、小病就近看、大病能会诊、慢性病有管理、转诊帮对接、健教有人宣”的全流程健康服务模式。2023 年以来全县享受优先就诊服务群众达 1 390 余人次。签约服务团队通过入户走访、实地随访，强化群众“自己是健康的管理者和参与者”意识，2023 年开展义诊、线上线下等宣传活动 847 场次、上门服务 3.8 万余次。推进“互联网 + 签约”服务、医共体总院预留 20% 床位、

设置“健康专车”,为签约患者提供免费接送、免费诊查、优先检查、优先住院等服务,开具健康处方 1.2 万余张,跟踪随访 1.5 万余人次。

三是发挥中医独特优势。建立“县中(维)医院 + 乡镇卫生院中医馆 + 村卫生室中医阁”的中医药服务体系,建成国家级维吾尔传承工作室 1 个、地区级重点专科 3 个,培养维吾尔医药师承继承人 7 名,备案院内制剂达 11 类 85 种、取得 11 种新药制字号制剂生产许可,并纳入就医报销目录。10 个乡镇卫生院中医馆能够提供针刺、拔罐等 16 类 31 种中医特色理疗服务。2023 年中医药服务 54.1 万人次,占总服务人次的 56.16%。2 所乡镇卫生院中医馆被评为“旗舰中医馆”,1 所乡镇卫生院确定为“和田地区维吾尔医医院中医类全科医生基层培养基地”。

(四) 对标对表,构建多维度基层卫生健康评价考核体系

一是以能力提升为目标,分级分层综合评价。制定下发了《2023—2025 年洛浦县县域医疗服务能力提升行动方案》,建立月监测、季报告的工作机制,定期形成评估报告,落实好汇报及整改工作,确保各基层医疗卫生机构能够对标对表补齐短板弱项,提升综合试验区建设成效。

二是以绩效考核为抓手,提升各项指标质量。洛浦县将各项考核指标完成情况纳入各乡镇、各部门、医疗机构年度评先选优、领导班子评先选优晋职晋级范畴。2023 年县分管领导约谈乡镇领导 2 名,并取消年底评先选优;约谈部门领导 2 名;县卫生健康委约谈医疗机构主要领导 3 名,免职 2 名。

(五) 加大宣传,构建正面报道和健康引导的宣传体系

洛浦县坚持正面宣传和舆论引导,多渠道、多形式宣传医疗改革过程中的做法成效,及时回应社会关切,为基层卫生健康综合试验区建设营造了良好的舆论氛围。2023 年以来,在国家层面宣传报道 27 篇,在自治区层面宣传报道 22 次,在地区报道 25 次,在县级层面通过融媒体、抖音、公众号等常态化地开展健康宣传。

二、主要成效

一是完善了工作机制。构建了“党委统筹、政府主导、部门协作、齐

抓共管”的工作机制，建立了县级医疗、预防保健机构“横联”和县乡村三级医疗机构“纵合”的卫生健康工作服务体系。

二是提升了县域医疗卫生服务能力。2023 年，县医院收治病种数达 1 519 种，三级、四级手术的占比达 34.17%。全县公立医院医疗服务性收入占比提高至 38.76%，药占比下降至 20.07%，县级医院医疗费用增幅控制在 10% 以内。县域内就诊率达 92.12%，基层就诊率达 82.83%，基本实现“小病不出村、常见病不出乡、大病不出县”的目标。

三是提高了群众就医满意度。预约诊疗、远程诊疗、检查检验结果互认等便民惠民措施，方便了群众医疗服务，改善了患者就医体验，居民健康指标不断优化，群众健康素养水平提高至 23%，居民重点慢性病核心知识知晓率提升至 75%。

第二部分

提升服务能力——全方位

放权赋能　提质增效
构筑居民“家门口”全生命周期
健康守护网

上海市

为贯彻落实党的二十大精神，进一步提升上海市社区卫生服务能力，促进分级诊疗，增强人民群众健康获得感，上海市政府办公厅印发《关于进一步提升本市社区卫生服务能力的实施方案》（沪府办发〔2023〕7号），“改革”基层卫生服务体系、“着力”构建家庭医生制度、“谋划”放权赋能提质增效、“受益”广大市民群众。

一、创新做法

（一）找准“牛鼻子”，提升基层卫生服务功能

疫情防控时期，上海市社区卫生服务中心作为抗疫主力军，发挥了“防重症、降死亡”的兜底作用。为进一步优化就医秩序、推进医疗卫生服务供给侧结构性改革，上海市政府启动提升社区卫生服务能力工作，聚焦“放权赋能、提质增效”，强化社区卫生服务“基本医疗、公共卫生、健康管理、康复护理”四大功能，健全发展政策体系，全力保障社区卫生服务能力提升。

（二）练好“基本功”，促进就医首选基层

上海市以全科医学为基础，循序渐进强化妇科、皮肤科、儿科等适宜专科服务能力。坚持“一区一特色、一中心一方案”原则，定期调整、优化和扩充药品供应目录，逐步推动区域医联体内医疗机构常见病、慢性病用药目录统一。推进示范性社区康复中心、社区护理中心建设，逐

步形成诊疗-康复-护理连续服务模式。2022年起，在社区卫生服务站（村卫生室）实施中医药特色示范工作，将其纳入市级“为民办实事”项目，不断打造“家门口”的中医健康之家。

（三）做好“保护罩”，守护居民健康屏障

推进“以治病为中心”向“以人民健康为中心”转变。全面落实国家基本公共卫生服务，深化“以人为核心”的整合式社区慢性病健康管理服务，实行多种行为危险因素综合防治、多种慢性病整合筛查和共同管理。以家庭医生制度为基础，落实全方位全周期健康管理服务，以65岁及以上老年人为重点，通过整合居民健康数据，为签约居民出具针对性健康评估报告。

（四）打好“组合拳”，畅通政策配套保障

一是以闵行区、青浦区紧密型城市医疗集团试点和嘉定区公立医院改革与高质量发展示范项目建设为契机，推进医联体内医疗、运营和信息管理一体化。充分发挥医联体牵头医院对社区技术、资源与管理的支撑作用。**二是**发挥医保引导作用，推出医保赋能基层15条举措，通过提高基层门诊报销比例、优化基层用药报销政策、加强药品供应配药等措施，不断增强群众看病就医获得感。**三是**加强社区人才队伍建设，在“引进来、留得住、用得好”上下功夫，实施全科医生住院规范化培训，优化全科医生执业后教育体系。

二、初步成效

以提升社区卫生服务能力为切入点，助力分级诊疗体系建设初见成效。上海市将社区卫生服务纳入医疗卫生高质量发展、构建“顶天、强腰、立地”“高品质、整合型、智慧化”的卫生健康服务体系，以服务好“一老一小”为重点，提供全方位、全周期的整合型健康管理服务，各项工作稳步推进，取得明显成效。

（一）提升了基层诊疗能力

全市社区卫生服务中心可开展西医诊疗病种119种（增加23种），6类基本中医医疗技术和中药饮片服务实现社区全覆盖；每家社区卫生

服务中心平均配备药品 616 种(增加 77 种),延伸处方药品 532 种(增加 80 种)。各社区卫生服务中心因地制宜增加 CT、移动 DR 等设备。市民就诊下沉社区效应初显,截至 2023 年年底,全市社区卫生服务机构门诊人次占上海市常住居民门急诊总量的 38%。

(二) 夯实了慢性病和公共卫生服务网底

规范设置社区发热诊室,35 家社区发热诊室、213 家社区发热哨点诊室实现街镇全覆盖。设置智慧健康驿站 238 家,建成社区慢性病健康管理支持中心 72 家,为居民开展标准化血压、血糖测量服务。全面开启视觉健康智能管理服务模式,新建视觉健康智能管理中心 26 家。推广应用人工智能等信息化工具,为签约居民提供主动联系、随访监测、健康评估等健康管理服务。

(三) 畅通了上下联动机制

社区卫生服务中心全部纳入全市 55 个医联体。各区域性医疗中心均已实现预留 10% 以上专家号源。各区设置区域心电、影像、检验诊断中心,推动检查检验项目及住院床位等资源向社区开放,有效减少居民就医“来回跑”问题。2023 年,市、区两级医疗机构共派出 3 584 名医务人员下沉社区,开展门诊、带教、查房等。

(四) 激发了社区队伍活力

各区持续在“人才招得来、待遇留住人”方面下功夫,会同上海交通大学医学院等院校,制定全科医师执业能力提升推进方案。每万人口全科医生 4.5 名,其中住院医师规范化培训医生占 1/3。继续实施家庭医生签约服务费动态调整机制,进一步激发家庭医生服务积极性。

(五) 持续发挥医保杠杆的作用

推出医保赋能基层 15 条措施,提高基层门诊报销比例 5%。出台社区卫生服务中心用药参照甲类支付政策,涉及 1 970 个具体品种,实施后每年至少为参保患者减负近 2 亿元。优化社区适宜技术价格,调整社区部分项目收费标准。

上海市将全力推进社区卫生服务能力提升,持续强化四大功能,不断将社区卫生服务机构打造成为政府保障居民基本健康权益的基础载体,成为居民“家门口”获得全生命周期健康守护的重要平台。

居民电子健康档案务实应用
助力构建全人全程健康服务体系

浙江省

近年来，浙江省秉持“以人为本、以用为本、以通为本”的建设理念，强化顶层设计，以电子健康档案平台建设与务实应用为核心，推进全省区域一体、上下贯通、互联共享的基层卫生信息化管理和应用，为基层卫生改革发展注入新的动力。

一、强化顶层设计，建设标准统一的省级电子健康档案平台

（一）建设省级电子健康档案平台

2018 年，启动省级电子健康档案系统升级改造，包含升级电子健康档案浏览器、电子健康档案开放、健康档案数据与各业务条线数据互联互通等 16 个功能项，按照“基本 + 专项”的思路，归集省、市、县各级健康管理信息。2023 年，在总结试点经验的基础上，启动建设省级统一的电子健康档案系统，包括业务系统和采集系统，进一步规范电子健康档案表单、字段，强化业务融合和条线融合，将电子健康档案系统建设成为集成基层卫生健康各项业务工作和资源的基础数据平台。

（二）出台系列标准和规范

省级层面制定出台《电子健康档案业务功能需求指南》《电子健康档案技术表单字段代码规范》《电子健康档案质量控制规范》《电子健康档案传输规范》《基本公共卫生服务项目绩效评价系统业务功能需求

指南(试行)》等系列电子健康档案相关规范,引导各地规范电子健康档案的采集、存储、发布、交换。

(三) 建设电子健康档案质量控制系统

为提高电子健康档案数据质量,减轻电子健康档案规范性核查负担,开发省级电子健康档案质量控制系统,包括专项规范总览、档案评价综合质量总览、质量控制明细查询等功能。配置 2 000 余条规则,对电子健康档案的完整性、规范性、有效性、一致性进行质量控制,并对每份档案质量进行全维度综合评价,自动筛查梳理问题、全程监控并持续改进个案数据质量和传输质量,减轻基层医务人员的核查负担。

二、强化互联互通,实现横向对接,推进纵向贯通

(一) 完成电子健康档案与有关系统的横向对接

通过浙江省“健康大脑”实现省电子健康档案数据与门诊、住院、检验检查、妇幼、计免、重精、出生、死亡等条线数据的集成融合,形成全人群全周期全要素的个人电子健康档案,赋能精细、连续、综合的全生命周期数字健康新服务。同时,通过浙江省一体化智能化公共数据平台(IRS)开展跨部门多业务协同,集成公安部门、民政部门、医保部门等跨部门数据,促进健康管理业务开展。

(二) 全面落实电子健康档案数据的纵向传输

在统一电子健康档案系统的功能架构、传输标准、质量控制规范基础上,各市定期将经过质量控制的电子健康档案数据批量上传至省电子健康档案系统,包括基本档案、体检、老年人健康管理、高血压患者健康管理、糖尿病患者健康管理等数据;同时,浙江省平台将有关电子健康档案数据上传国家,推动“一次录入、全域共享”。

(三) 建设健康数据“高铁”

聚焦全省卫生健康数据传输时效性、完整性、准确性不足等瓶颈,建设卫生健康领域贯穿省、市、县、乡、村五级的健康数据“高铁”,实现全省各级各类医疗机构信息系统实时贯通,规范卫生健康数据归集与管理,深化卫生健康数据跨层级、跨条线交换和共享,实现全省医疗卫生机

构系统上下贯通、信息实时共享。目前，健康数据“高铁”标准化实时归集医疗健康数据 20 亿条。通过健康数据“高铁”，实现病历处方、检查检验结果、体检报告全省域流转共享。

三、强化务实应用，推动电子健康档案数据开放共享

（一）建设居民端，实现服务智享

出台《电子健康档案向居民个人开放指导意见》等系列文件推进电子健康档案开放。基于健康数据“高铁”，以个人为主线汇聚医疗健康及公共卫生信息，形成覆盖全人群全周期全要素的居民电子健康档案，通过浙江政务平台“浙里办”向居民开放电子健康档案信息查询，包含门诊、住院、检验、检查、体检等医疗数据以及疫苗接种、孕产妇保健、儿童保健、慢性病管理等公共卫生数据，绘制“两慢病”人群健康画像，生成“两慢病”人群健康指数。赋能健康管理，集成预约挂号、预约体检、互联网医院、母婴室导航等高频关联服务事项，支持血压、血糖、体温、睡眠时间等健康数据主动记录、查询、分析，自动生成趋势图，对异常值进行提醒，帮助居民开展主动自我健康管理。同时，支持与第三方社会企业对接，实现智能穿戴设备测量数据云端实时下载到居民端。

（二）建设医生端，实现信息智达

开发电子健康档案共享组件嵌入医生工作站，允许医生在患者授权下调阅查看电子健康档案详情，实现全省域 5 200 多万份健康信息实时共享，帮助医生全面了解患者病情病史以及健康状况，辅助科学诊断治疗。在“浙健钉”平台开通“数字家医”子应用，提供签约管理、健康管理、健康互动、家医移动助理与服务评价等功能，支撑家庭医生实现全方位全周期健康管理服务，提升工作效率、服务可及性和健康管理水平。目前，全省已有 2 万余名家庭医生入驻“数字家医”。

（三）建设治理端，实现精密智控

基于海量健康数据和智能模型算法，构建个人、机构、区域等 3 类健康画像，成为“健康大脑”决策支持中心，实现不同维度健康要素态势感知和健康水平决策分析。将电子健康档案数据推送至基层医疗卫生

机构绩效考核等系统，丰富电子健康档案数据应用，促进档案质量提升。充分利用大数据技术和智能算法对门诊住院、检查检验、药品病种、医疗运营、慢性病管理、妇幼保健、老年健康等多维度开展数据挖掘，创新构建 212 项监测指标，通过地区间指标对比分析医疗机构运营效率并发现薄弱环节，实现资源配置、服务能力、综合医改等情况的预警预测，为构建精密智控、精准施策的数字化卫生健康治理新机制提供了有力支撑。

夯基础　强能力
推动基层卫生健康综合试验区建设

北京市密云区

北京市密云区坚决贯彻落实“以基层为重点”的新时代党的卫生与健康工作方针，以国家基层卫生健康综合试验区建设为契机，通过完善医疗卫生服务体系、下沉优质医疗资源、加强业务能力培养、夯实人才激励机制等，走出一条强基层、惠民生的发展道路，实现“小病不出镇、大病不出区”的建设目标，以高水平医疗服务推动密云区基层卫生健康事业高质量发展。

一、主要做法

(一) 梯次帮扶，带动区域医疗提档升级

一是融合共建，辐射引领。密云区从大健康、大卫生角度出发，积极推动区域医疗卫生机构与北京大学第一医院、北京中医药大学第三附属医院、北京安定医院等市级三甲医院全面结对、深度融合，推动紧密型区域医联体建设；同时以区医院为牵头医院、以区中医医院为指导医院成立区域医共体，辐射带动19家社区卫生服务中心协同发展，覆盖全区村卫生室、社区卫生服务站，逐步实现人员、技术、服务、管理向基层下沉。

二是医疗枢纽，承上启下。一是聚力软件建设，选派专家团队精准帮扶。在城区之外，遴选太师屯镇社区卫生服务中心建成密云区医疗次中心，通过区医院连续分批次指派领导班子、职能科室、专家骨干赴医疗次中心参与医院管理、临床会诊、技术指导、教学查房等工作，全

面提升医疗次中心技术服务能力和管理水平，辐射带动库北不老屯、高岭、北庄镇等 5 家社区卫生服务中心共同发展。二是聚力专科建设，达到二级综合医院水平。为积极推动医疗次中心血液透析、安宁疗护及消化系统疾病等专科建设，区医院择优选派 18 名临床医师全脱产到医疗次中心工作 1 年，开展精准帮扶及构建“专业化”消化系统疾病防治队伍。

三是科学规划，夯实基础。一是借助北京市卫生健康委政策支持，学习借鉴朝阳区基层医疗卫生机构在医院管理、诊疗技术、家庭医生签约服务等方面的优势，深化两区基层医疗卫生机构结对协作机制，实现合作共赢，携手促进基层卫生共同发展。二是聚焦增强人民群众健康获得感，积极整合区域优质资源，依托区域医共体在基层医疗卫生机构积极推进康复、老年护理和安宁疗护“三大中心”专项医疗项目建设，深层次助推全生命周期服务，形成了功能互补、连续协同的区域医疗服务体系。三是推进镇村一体化管理。坚持统筹兼顾、择优设置、辐射带动原则，在统一设置规划、统一行政管理、统一人员管理、统一财政管理、统一药械管理和统一绩效管理“六统一”方面进行探索，进一步实现乡村两级医疗机构布局优化、科室建设强化、硬件配置升级、就医环境改善，全面筑牢农村基层医疗卫生服务网底。

（二）精准培训，助力基层服务提质增效

一是聚焦需求，加强专业培训。联合北京市社区卫生协会，密云区积极开展社区卫生服务能力提升系列培训，特邀市级专家进行现场授课、答疑解惑，陆续完成肌骨超声、脑颈超声、糖尿病管理、病案管理、创面修复、康复治疗技术等多场培训项目，为提高区域内基层医疗服务水平夯实基础。

二是中西并重，加大培育力度。充分发挥区医院龙头作用，持续开展密云区紧密型区域医共体建设暨全科医师综合服务能力提升项目，提高基层全科医师综合服务能力，推动区域内医疗同质化发展。截至 2023 年年底，已完成 62 名基层医生的培养任务。依托北京中医药大学第三附属医院开展中医师承培训项目，集结了市、区两级 29 位中医专家，为基层培养了 57 名中医技术骨干及实用型人才，完成公开课授课

17次，跟师学习800人次。择优培养100名中医养老护理员，增加中医药医疗服务的可及性。

三是用心用力，加快资源下沉。坚持“输血”和“造血”并重，来自区域内二级以上医院口腔科、皮肤科、儿科、内科等的48名专业医师，每周坚持到基层医疗卫生机构出诊带教，推动从人员、技术、病种等全方位对口支援社区卫生服务中心。持续开展退休医学专家资源支援生态涵养区、中医博士生基层实践和名中医身边工程等项目，搭建高层次的医疗服务平台，不断提升医疗水平和服务质量，让患者免于奔波，在“家门口”就能享受到高水平的医疗服务。

四是强化管理，锻造中坚力量。以培养优秀领导干部为出发点，开展卫生领域管理人才队伍能力和综合素质提升项目，邀请国内知名专家从管理、协作、执行等方面系统为中层干部和基层院长进行授课培训，进一步强化人才发展，确保人才队伍结构逐渐优化，促进医疗领域创新能力稳步提升。2023年开展相关活动20期，参与培训多达800余人次。

（三）完善待遇，夯实人才支撑提质培优

一是完善激励机制，激发内生动力。密云区建立健全基层医疗卫生机构绩效管理及考核评价制度，各社区卫生服务中心分别成立了绩效考核领导小组，划定绩效分配系数等内容进行分项考核，实现绩效管理规范化、精细化。对“两个允许”、家庭医生签约服务专项等制定具体的奖励分配方案，实行向一线和承担公共卫生服务的岗位适度倾斜的原则，激发全体员工的积极性、主动性和创造性，促进基层医疗卫生机构可持续发展。

二是强化政策保障，夯实服务基础。为扎实做好村级医疗卫生服务，稳定乡村医生队伍，密云区结合实际，制定了《关于完善密云区乡村医生岗位人员社会保障政策的实施方案（试行）》，把属于劳动年龄范围内且在政府购买服务乡村医生岗位工作的乡村医生全部纳入城镇职工保障范围。同时，对参加原乡村医生养老保险（男性年满60周岁、女性年满55周岁）且已退出乡村医生岗位人员，在原有养老保险待遇基础上增设老年乡村医生养老生活补助。

二、取得成效

（一）区域医疗资源初具高质量发展态势

在市级三甲医院同质化管理和技术帮扶下，区医院开展了包含手术机器人系统应用、心脏射频消融在内的 82 项高新技术，完成了单孔胸腔镜肺癌切除术等 65 例高难度手术，急危重症和疑难病症诊治能力得到全面提高。五大中心建设服务能力日益彰显，其中，胸痛中心成功通过国家胸痛中心认证，各项核心指标均达到市区级三级甲等医院水平。中医医院顺利通过三级医院审核，先后培育了肺病科等 4 个病房，开设情志病、肺病等 40 个专病门诊，建设完成中医痹症、中医脾胃病 2 个专病特色科室培育基地，充分发挥中医药在全生命周期健康维护和重大疾病防治中的多元价值。2023 年，密云区门急诊诊疗量 658.34 万人次，同比增长 29.47%；出院人数 5.1 万人，同比增长 22.71%；病床使用率为 60.07%，同比增长 19.19%。

（二）医疗次中心发展填补基层技术空白

在区医院帮扶下，医疗次中心设置安宁疗护床位 50 张，累计出院患者 140 名。血液透析中心实行单班制到双班制模式，建立区医院对医疗次中心的查房、督导质控机制，目前固定透析患者 15 人，预计 2024 年改扩建后，可满足规律透析 40 人需求。逐步恢复胃肠镜诊疗工作，结合密云区结直肠癌早诊早治项目，医疗次中心将建立密云北部区域消化系统疾病的专科联盟和防治体系。

（三）基层医疗卫生服务能力实现快速提升

依托综合试验区建设工作，密云区多家社区卫生服务中心启动建设 17 个专病特色科室和 21 个中医症状门诊，提升居民获得感和幸福感。2023 年，全区基层门急诊量 367.4 万人次，占 55.8%，同比增长 7.4 个百分点。同时，在“两个允许”等政策实施的激励下，2023 年 19 家社区卫生服务中心全部实现盈余，其中 17 家由亏转盈。

（四）打破管理壁垒增进民生福祉

2024 年将完成 145 家村卫生室一体化管理，到 2025 年区域内所有村卫生室实现一体化管理全覆盖。为做好患者慢性病的规范化管理，辖区内每家村卫生室都配备了家庭医生随访包，包含血糖仪、血压计、血氧仪、心电图机、血脂分析仪和尿液分析仪等仪器，充分满足患者日常诊疗需求。2023 年，密云区高血压患者血压控制率达到 88.2%，2 型糖尿病患者血糖控制率达到 87.5%。

创新管理 优质服务 强化保障 全面提升基层卫生健康服务能力

广东省深圳市罗湖区

作为广东省基层卫生健康综合试验区之一，深圳市罗湖区深入贯彻落实“以基层为重点”的新时代党的卫生健康工作方针，创新机构管理、优化健康服务、强化政策保障，大力夯实基层卫生健康服务基础建设，持续推进社区健康服务机构（以下简称“社康机构”）扩容提质，创新优化基层卫生健康服务模式，促进居民健康水平稳步提升。

一、创新管理，完善基层卫生健康治理体系

（一）成立居民健康管理中心

一是提供一站式服务。罗湖区基层医疗集团整合社区卫生管理中心、慢性病防治院、老年病医院和体检中心等基层医疗卫生服务资源，成立居民健康管理中心。居民在社康机构就能享受到医院集团内优质的健康体检、疾病诊疗、公共卫生、预防保健、健康教育等一站式健康服务。

二是完善分级管理。社康机构强化与基层医疗集团沟通协作，推进基层首诊、双向转诊、上下联动，形成分级诊疗的良好格局。2023 年区属医院和社康机构双向转诊 8.87 万人次，其中上转 3.77 万人次，下转 5.1 万人次，打破“上转容易，下转难”的困局。

三是聚焦重点人群。社康机构重点关注辖区“一老一幼”特殊人群，拓展老年营养改善、老年口腔健康促进等健康服务项目，做好儿童早期发展、青少年近视防控及脊柱侧弯防治等项目，建成老年友善型社康

机构 51 家，儿童友好型社康机构 7 家。

（二）组建社会办社康发展促进会

一是实现同质化管理。全区 23 家社会办社康机构联合成立发展促进会，发挥行业协会优势，形成发展合力，党建引领推进一体化管理。

二是推进均衡化发展。聚焦社康发展难点、痛点、堵点，牢固树立社康机构“立足基层保基本”的服务理念，引进优质资源补齐短板弱项，让辖区居民享有公平可及的健康服务。

三是提供均等化服务。积极发挥“传帮带”作用，以先进带落后，由年度考核成绩优秀的社康机构帮扶成绩落后的社康机构，推广好的管理经验和服务模式，促进社会办社康基本医疗和基本公共卫生服务均等化。

（三）推进“1+N”区域化管理

一是做大做强区域社康中心。强化对街道社康中心的资源投入和能力建设，扩大业务面积，配备大型检查设备（CT、核磁共振等），积极推动具备条件的社康中心转型为社区医院，打造区域卫生健康服务中心，发挥龙头示范作用。

二是提升功能社康站服务能力。在大型企业、工业园区、学校及体育场所建立功能社康站，为特定人群开展健康定制服务功能。社康站与服务单位签订健康服务协议，通过健康教育、健康体检、医疗救治、康复保健等措施全方位保障员工 / 学生身心健康，不断提高员工健康水平。

三是统筹街道卫生健康资源发展。充分发挥社区公共卫生委员会的作用，制定工作指导手册，开展专题培训，进一步推进社区公共卫生委员会建设，提升社区公共卫生委员会成员专业技术水平，切实提升其协调动员能力和服务能力。

二、优质服务，激发基层卫生健康服务效能

（一）打造 10 家特色社康中心

一是定位特色项目。根据街道、社区人群结构特点和医疗服务需求，社康机构进行自主功能定位，形成发展各有重点、服务各有特色的差

异化发展格局。2023 年，全区建设 10 家以全专结合、医养融合、儿童早期发展、运动康复、中医治未病等服务为特色的社康中心，居民享受优质医疗服务更便捷、更高效。

二是深化服务内涵。特色社康中心聚焦“看得好小病、看得出大病、管得住慢性病”，以居民健康需求为导向，强化社康特色服务项目，推进专科建设，进一步提升服务能力，解决居民急难愁盼的健康问题。

三是加强宣传推广。以“强基层促健康便居民——罗湖社康机构提供全方位全周期的健康服务”为主题，罗湖区举办卫生健康社康服务专场，4 家特色社康中心现身说法，展现罗湖区基层医疗的“硬实力”，当好居民的“健康守门人”。

（二）促进“深港、体卫、医养”三融合

一是深入推进“深港融合”。引进香港理工大学物理治疗师团队，以现代运动康复最新理念及运动训练治疗技术，服务社区居民及慢性疼痛患者，打造深港健联体下的社区运动康复预防、评估、治疗、训练一体化服务体系。

二是创新开展“体卫融合”。区中医院肾病科联合桂园街道社康中心，成功申报“深圳市体卫融合先行试点机构”，启动“肾意盎然行动计划”，通过医院与社康中心联动模式，开展社区健康体检老年人中慢性病患者及高风险老人的运动康复训练与治疗。

三是持续深化“医养融合”。面向老年群体开具定制“运动处方”，引导老年人走向“主动健康”。创建“长者肾脏病运动康复”桂园街道示范点，结合罗湖医养融合工作，将其纳入《整合照护服务规划》内容，为辖区长者提供更丰富的照护服务。

（三）开展家庭医生“三员制度”试点

一是打造一支“社区健康推广大使”队伍。统一培训社区网格员、卫健专干和社康中心家庭医生，使之成为社区居民的健康促进员、健康统计员和健康指导员，共同组成社区居民健康教育和宣传队伍。

二是制订一张“居民家庭健康账单”。掌握社区家庭人口结构、重点人群健康需求并提供针对性健康促进服务，掌握儿童计划免疫查漏补种和育龄妇女孕前优生等相关信息，协助开展家庭医生签约、建立家庭

病床等。

三是提供一份“居民家庭健康宝典”。免费为居民提供控油壶、限盐勺，推行减油减盐减糖“三减”行动，科学指导居民合理膳食。2023年全区家庭医生签约57.13万人，重点人群签约23.39万人，全人群签约率和重点人群签约率分别达49.75%、93.25%，新建家庭病床1 221张。

三、强化保障，夯实基层卫生健康发展基础

（一）完善顶层设计

一是创建基层卫生健康综合试验区。由区政府印发《罗湖区基层卫生健康综合试验区建设方案》，成立工作领导小组，区委书记、区长担任组长；建立各部门分工协作工作推进机制，各部门及街道积极参与，将健康融入所有政策，推动全区健康共建，促进全民健康共享。

二是成立医疗卫生重大项目固投工作专班。区委常委、副区长担任专班组长，定期召开专班工作会议，协调发展改革、财政、城市更新及规划等部门共同推进社区医院和新改扩建社康机构建设。2023年通过发展改革部门安排专项经费6 349万元，用于社康机构建设和设备购置，进一步提升基层卫生健康服务能力。

三是编制《罗湖区社区健康服务机构设置规划（2023—2030年）》。以国土空间规划、区域卫生规划、服务人口总量、社区人口分布等因素作为设置社康机构的主要依据，形成罗湖区社康机构现状调研报告、设置规划实施方案、社康机构设置规划布局图，进一步优化完善社康机构布局，方便群众就近就医。

（二）加强财政投入

一是提高基本公共卫生服务补助标准。根据国家、省、市相关要求，逐年提高基本公共卫生服务人均补助标准，2023年全区安排基本公共卫生服务补助资金1.83亿元，人均补助标准达到160元，远超国家标准（人均89元）。

二是加强基本医疗服务补贴保障。对区属公办社康机构通过“以事定费”确定医疗服务补助，每诊疗人次补助标准不低于44元；对社会

办社康机构按照医保诊疗量予以补助，每诊疗人次补助 40 元；每年安排基本医疗补助经费约 1.2 亿元。

三是完善医保支持政策。建立“总额管理、结余奖励”医保管理制度，推进医保患者“社区首诊、逐级转诊”政策。8 种慢性病患者在社区首诊可享受 233 种药品“5 折”用药优惠，签约家庭医生后可享最高“2 折”医保用药优惠政策。家庭病床服务费纳入医保统筹基金的支付范围。

（三）保障人才待遇

一是发放生活补助。自 2017 年起，按照本科、硕士、博士学历，对社康全科医生分别给予 25 万元、30 万元、35 万元的一次性生活补助，分 5 年发放。2023 年发放 123 人，共 637 万元。

二是保障职称晋升。在社康中心岗位体系中增设全科医生岗位，对罗湖基层医疗集团内取得副高以上职称的全科医师，其岗位聘任可不受所在单位高级专业技术岗位数量的限制，拓宽全科医生职业发展空间。

三是优化绩效考核。按照基本医疗诊疗量、家庭医生签约人数和基本公共卫生服务当量，设置符合社康全科医生、公共卫生医生、社区护士工作实际的绩效考核指标，体现社康医护防治管一体化工作价值导向。社康中心与区级公立医院人均工资性收入比值为 1.06，切实保障了基层卫生人员合理待遇。

握指成拳　合力致远
提升基层医疗卫生服务强大动能

山西省运城市盐湖区

运城市盐湖区以“区强、乡活、村稳”为目标，建立基层卫生健康全面协同发展思路，通过“一乡一策、建强中心、兜牢网底、全面提升”的发展策略，探索延续乡村医疗卫生服务链条，让群众在家门口就能看上病、看好病。

一、主要做法

（一）“一乡一策”，各具特色

盐湖区确定“一乡一策”乡镇卫生院特色化、差异化发展思路，对各乡镇卫生院量体裁衣、分类打造，逐步形成乡镇卫生院各有诊疗特色、各具发展优势的新局面。如中城社区卫生服务中心卒中偏瘫和儿童功能障碍康复治疗特色；西城社区卫生服务中心“新九针”和中医药治疗特色；南城社区卫生服务中心骨科术后和运动康复治疗特色；北城社区卫生服务中心慢性病管理特色；大渠社区卫生服务中心中医疼痛理疗特色；东郭镇卫生院妇科诊疗特色；三路里镇卫生院精神卫生防治特色；席张乡卫生院医康养护特色；金井乡卫生院糖尿病综合诊疗特色；冯村乡卫生院慢性病一体化门诊特色；车盘乡卫生院颈肩腰腿痛中医综合治疗特色。

（二）“中心引领”，辐射带动

按照区域特点合理优化布局，推进优质医疗资源扩容，打造3个区域医疗次中心。先后投入 2 000 余万元，配备 16 排 CT、彩超、DR、C 型臂、电子胃肠镜等医疗设备，通过工程改造、资源整合、学科布局、设施配套、人员优化，逐步提升区域医疗次中心服务能力，建设规模和诊疗水平逐步向二级医院靠齐，辐射周边乡镇居民，把常见病、多发病的诊疗及康复留在乡镇一级解决。同时，在乡镇卫生院中确定 8 个急救分站，覆盖盐湖全域，缩短急救半径，大大减少周边病患转运救治的时间，同时完善急救医疗设备、车辆配置，加强急诊专科人员培养，打造区域 15 分钟急救圈。

（三）"资源下沉"，多维帮扶

实施"三模式、双帮扶"优质医疗资源下沉，采用"全程下乡、间断下乡、一对一结对帮扶"+"管理帮扶、技术帮扶"的多维工作模式，进行管理、医疗、医技"三管齐下"，开展坐诊、查房、带教、规范指导，提高基层医疗卫生服务能力和管理水平。完善绩效考核制度，不断优化下沉奖惩机制，将优质资源下沉制度化、常态化。区人民医院累计 352 名医疗、医技、管理人员下乡帮扶，帮助基层开展新技术、新项目累计 137 项。

（四）"信息赋能"，智医乡村

"让智慧多跑路，群众少跑腿"。作为全省首批信息化试点单位之一，医疗集团先行先试，充分发挥信息化的支撑作用，通过搭建远程急救平台、远程心电平台、远程超声诊断平台、远程影像诊断平台、远程查房会诊平台、智医助理平台、家庭医生签约服务平台、公共卫生管理平台八个智慧平台和打造 5G 智慧医院，逐步形成纵向贯通、横向协同、共享共用、高效便捷的智慧医疗模式。目前，远程救护、心电、影像、超声、会诊、查房在区、乡、村三级实现互联互通，实现线上转诊分诊、出院患者床旁结算、门诊患者诊间结算等一系列便捷惠民服务。

（五）"软硬兼施"，村级提升

一是"软件"提质增效。关注村医能力提升，为村医免费培训，推动乡村医生向执业（助理）医师转化。按照"五个一批"计划（公开招聘一批，派驻帮扶一批，统筹调剂一批，岗位培训一批，学历提升一批），统筹调配人力资源，向 230 个行政村卫生室派驻 101 名乡级医务人员驻点帮扶，落实“一村一名大学生村医”。

二是“硬件”提档升级。标准化建设村卫生室，对230个行政村集体产权村卫生室进行标准化建设，并对82个村卫生室进行高标准配置，打造2个星级村卫生室，起到示范引领作用。完善诊断桌、诊断床、药品柜、输液椅、治疗床、针灸床、公共卫生档案柜、宣传栏、路标指引牌等设施配备，配齐电脑、打印机、读卡器等设备，实现村卫生室标准化“六统一”建设要求。为村卫生室每年发放运行维护费1 200元，村医工资待遇每月提高1 400元，优化村级待遇资金结构。

二、取得成效

（一）区域医疗次中心能力提升

以区域医疗次中心之一的解州镇卫生院为例，通过设备投入、人员帮扶，其诊疗能力、特色学科建设、服务能力得到了大幅提升，2023年诊疗量42 214人次，同比增长55.1%，是2019年诊疗人次的2.9倍；医疗收入860余万元，同比增长28.7%，是2019年收入的2.4倍，辐射周围乡镇10余万人口。

（二）基层就诊率大幅上升

通过不断提升基层医疗服务能力，落实落细家庭医生签约服务，引导签约居民常见病、多发病和慢性病在基层就诊，逐步形成“首诊在基层”的就医模式。2023年基层就诊率达69.7%，较2022年增长24.3%。

（三）基层医疗服务能力提档达标

按照国家“优质服务基层行”标准，对基本医疗和基本公共卫生服务、业务管理和综合管理等工作，补短板、强弱项，持续加强服务能力建设。全部基层医疗卫生机构达到“优质服务基层行”活动服务能力基本标准，其中12家达到推荐标准，6家建成社区医院。

（四）群众就医省心省力

通过“一乡一策”特色发展、区域医疗次中心辐射带动、信息赋能惠民便民等多种举措，乡镇卫生院、村卫生室服务能力不断提升，吸引群众在家门口就医，免去群众东奔西跑“看病难”困扰，解决群众舍近求远“看病贵”难题。群众就医满意度达 98%，提升了 26.1 个百分点；居民个人自付比例为 25.6%，门诊患者次均费用 89 元，住院患者次均费用 1 559 元，居民就诊负担明显下降。

紧密协同促融合　创新发展强能力

湖北省武汉市洪山区青菱街社区卫生服务中心

青菱街社区卫生服务中心（以下简称“青菱街中心”）以紧密型医联体医院优质医疗资源为依托，坚持创新发展，有序整合资源、落实功能定位，全方位提升服务能力，构建了“人通、财通、信息化系统互联互通”一体化管理新模式，满足居民全生命周期卫生健康服务需要，为网格内居民提供疾病预防、诊断、治疗、营养、康复、护理、健康管理等一体化、连续性医疗卫生服务，进一步巩固了分级诊疗制度建设成效。

一、主要做法

（一）构建紧密型医疗集团，实行一体化管理模式

武汉科技大学附属老年病医院医疗集团立足洪山区，率先统筹整合区域内医疗资源，历经十三年的探索与实践，建成以“三级医院为发展龙头、二级医院为专科特色、社区卫生服务机构慢性病网格化管理为根基”的“1+2+3”城市紧密型医疗集团服务模式。

一是构建一体化管理框架。青菱街中心是医疗集团的一员，由医疗集团对人事、运营、绩效、业务、药械、信息系统和医保等实行一体化管理模式，由上级医联体医院委派的副院长牵头管理，全面负责事务的管理、研究、决策和重大问题的上报等；“三重一大”事项由中心领导班子集体讨论研究决定；科室主任和护士长按照中心干部选拔聘任程序产生，接受医疗集团和上级医院双重管理和考核，考核结果与职务任免挂钩；社区卫生服务站由社区服务中心一体化管理，接受中心的业务指导、管理

和考核，保质保量地完成相应的公共卫生服务任务。

二是统筹协调人事管理。按照“双向流动、能进能出、上下互动”的原则，所有医护技人员由医疗集团统一招聘、统一培训、统一调配、统一管理，打破编制壁垒，实现人员上下流动、纵向流动。积极引导符合条件的二级、三级医院医生下沉，与基层全科医生组建家庭医生签约服务团队，加强全科和专科医生的协作，为签约居民提供“一站式”全专结合服务，从而提高专科能力，解决基层医疗卫生机构常见病、慢性病、多发病诊治能力不足的问题。

三是建立科学高效的绩效考核体系。以“上级公立医院绩效考核细则”为依据，按照运营管理、工作量完成情况、医疗质量、管理效率和可持续发展等约 50 多个指标综合考核，确定中心工作目标、明确责任人和科室，按照“多劳多得、优劳优酬、不劳不得、奖勤罚懒”的原则，保证各项工作稳步推进，并合理确定中心绩效工资总量和薪酬水平。采用“1+N”复合式绩效分配模式，中级及以上职称医师，实行多点执业。“1”即第一执业地点医疗机构，基本工资 + 岗位津贴 + 绩效工资 + 生活补助；“N”即多点执业医疗机构，按照工作量考核，发放对应多点执业的绩效工资。破除传统的收减支的结余分配模式，打造全成本核算，以工作量、工作质量等挂钩的方式分配绩效。

（二）创新服务举措，优化服务内涵

一是创新开展延时服务。为满足群众多样化健康需求，青菱街中心在医疗集团的帮扶下，推出系列惠民举措，打通群众就医“最后一公里”。门诊科室开展延时服务至晚上 9 点，有效解决上班族、上学族看病难的问题。

二是深化智慧医院建设。一级、二级、三级医院互联互通，患者可根据疾病严重程度和需求自主选择就诊机构，同时开通网上问诊服务，患者足不出户就能享受网上专家问诊，医患交流更加充分，患者省时、省事。

三是推进家庭医生网格化管理。形成以“小网格”编织“大服务”、推动“大健康”的家庭医生服务网格化创新模式，为签约服务对象提供针对性的基本医疗、预约转诊、健康管理等健康服务。医疗集团成立妇

幼管理团队、老年人管理团队、基层常见慢性病管理中心，根据中国慢性病防控策略措施核心内容，搭建慢性病健康管理信息平台，实现慢性病红、黄、绿精准管理，实现辖区居民慢性病管理率达到97%，推动落实慢性病管理与健康教育，极大提升了辖区居民的就医满意度。

四是构建急诊急救服务圈。根据武汉市“120”网络急救站建设指南中“平均应急反应时间不超过10分钟”的要求，新增建设武汉急救中心青菱急救站、武汉急救中心马湖急救站。

（三）推进信息互联互通，提升基层服务效能

依托医疗集团统筹建设符合三级等保的医院管理信息系统，并通过了国家四级电子病历系统应用评审，通过医疗信息管理平台搭建，社区卫生服务中心与上级医疗机构建立阅片中心，共享影像平台资源，医联体医院影像科为社区卫生服务机构传输的影像检查及时提供诊断报告，确保患者在不同医疗机构之间的检查结果可以实时传输和共享，集成了患者的医疗信息、缴费信息、报销信息等，与医保系统、商业保险系统等进行对接，实现就医费用的一站式快速结算和支付，简化患者的支付流程。

二、主要成效

（一）医疗服务能力显著提升

依托医疗集团的现代化管理模式和优质医疗资源的共享，青菱街中心医疗服务能力明显提升。2019年，青菱街中心达到国家“优质服务基层行”活动服务能力推荐标准并建成社区医院。专科服务不断增强，建成湖北省特色科室3个、武汉市特色科室4个。经过十余年的发展，年门诊量翻了四番、住院量增长10倍。

（二）分级诊疗就医新格局初步形成

依托紧密型医疗集团的优势，青菱街中心与集团内二级、三级医院建立了无缝对接的双向转诊机制。上级医院为中心预留足够门诊专家号源，老年患者优先安排转诊；同时加强转诊质量管理，完善转诊制度流程，对疾病康复期患者，顺畅下转通道，及时进行随访或康复治疗。目前

青菱街中心上转率可达 25%，下转率为 20%。

（三）群众就医获得感不断增强

通过专家下沉、特色科室建设、信息化搭建服务桥梁，部分新技术、新项目在社区卫生服务中心推广使用，提升了青菱街中心的服务能力，群众在家门口就能享受到优质高效的医疗服务，获得感不断增强。同时，推出延时服务、智慧医院服务、家庭医生签约服务等，丰富了服务模式，满足了不同群体的医疗服务需求，群众的满意度不断增强。

（四）社会美誉度极大提升

青菱街中心先后被评为“全国百强社区卫生服务中心”“湖北省甲A 级社区卫生服务中心”“湖北省群众满意的社区卫生服务中心”“湖北省示范社区卫生服务中心”。青菱街中心医务工作者先后获得“群众满意的社区卫生工作者”“武汉市好医生”“洪山区敬业奉献好人”“2020 感动湖北最美医者”“湖北医德先进个人”等荣誉称号，而且改革和服务也多次被媒体报道。

以文化建设为引领
赋能乡镇卫生院高质量发展

广西壮族自治区梧州市苍梧县岭脚中心卫生院

苍梧县岭脚中心卫生院把“以人为本、促进健康”的文化理念贯穿于医、防、管的各项服务活动，促进卫生院优质服务提档升级，真正实现了群众期待的“到家服务”和“服务到家”。

一、突出文化引领，凝聚昂扬向上的精神力量

（一）以提高医疗服务质量和群众满意度为目标

岭脚中心卫生院以“提高医疗服务质量和群众满意度”为目标，选准“突出专科优势，加快升级配套建设，带动整体发展”路子，以开展“优质服务基层行”活动为抓手，不断增强核心竞争力，目前已建成全县乃至全市乡镇卫生院的标杆。

（二）以两个引领推动乡镇卫生院高质量发展

一是党建引领。培育温馨“家文化”。岭脚中心卫生院坚持以高质量党建引领高质量发展，充分发挥党政工团凝聚作用，用真诚的态度、真挚的感情与职工“将心比心”，营造了风清气正、温馨和谐的文化氛围。建立“党员之家”和学习小书屋，为党员职工开展学习培训、文娱活动提供场地，积极为员工创造一个宽松、健康的文化氛围，形成文化之家。构建“亲情之家”。卫生院工会积极落实职工宿舍、节日福利、免费早餐等关怀举措，实现特情职工有人管，困难职工有人帮。打造“成长之家”。为职工学习成长搭建平台和舞台。通过每年选送、轮派职工参加线上培

训、进修学习等方式，包括业务知识、仪表礼仪，道德规范的培训学习等，传递组织关怀，帮助职工在专业技术领域不断成长。积极创建“党员示范科室”和“党员示范岗位”，开展“争当党员先锋、争做合格党员”“三好一满意”等活动，鼓励党员职工争优创先，使得全体职工在卫生院发展过程中思想统一、步调一致。

二是团队精神引领。岭脚中心卫生院十分注重培养团队精神，加强团队合作意识，通过创新激励模式和人性化管理双管齐下，不断激发职工的工作激情，以团队精神引领科室发展。科主任在科室的日常管理中，主动强化同事、朋友关系，弱化领导与被领导关系，经常利用节假日或下班时间，通过集体聚餐、体育竞技等活动形式，创造科室职工相互沟通交流、缓解工作压力的机会，营造尊重信任、团结奋进、精干高效的合作氛围。在工作方法上，科室领导主动学习有利于推动和改进工作的新理念、新方法，注重人性化管理，不搞生硬命令，不做甩手掌柜，不束缚职工手脚，在科室内部营造互相学习的氛围，通过“赶、学、比、超”，共同进步，相互提高，不断提升团队战斗力。

（三）以三个融合构建基层医疗卫生服务体系

一是医防融合。岭脚中心卫生院打造以全科医生为核心，多专科医生为亮点，中医、西医共同参与的全科医学家庭医生服务团队，结合高血压、糖尿病等慢性病防控，将国家基本公共卫生服务与基本医疗深度融合，为群众切实提供“防、治、管”一体的健康服务，做好上门服务工作，提供每年至少 4 次的面对面随访，真正打通医防的“任督”二脉，实现“医中有防”“防中有医”的健康服务格局。

二是中西医融合。通过加强临床科室中医医师配备，在临床科室打造中西医协作团队，落实联合会诊、联合查房制度，将中医药服务拓展到各临床科室，使患者在卫生院接受西医药服务的同时也能够享受到安全、有效、及时、方便的中医药服务，促进中西医优势互补，提高临床疗效。实现中医药服务供给同质化，通过家庭医生团队、医院下村义诊等多种形式，有意识让卫生院中医药人才、服务走进村居，将中医药服务送到百姓家门口，让农村慢性病患者足不出户就能够享受到中医药服务。

三是医民融合。岭脚中心卫生院常态化开展巡诊送诊志愿活动，协同市级医院深入乡村开展国家公益免费项目心血管病、乙肝、肝吸虫与肝癌高危人群早期筛查与干预等项目，提高群众对疾病的认识和预防，培养健康生活方式。8 人组建中医医师服务团队，不定期组织开展丰富多彩的中医药文化宣传活动，通过中医义诊、展览展示、科普讲座等形式，更好地满足广大群众的中医药文化需要。同时，在村广场、宣传栏等群众聚集的地方制作中医药文化宣传图板，为老年人发放中医药知识图册，宣传中医药知识，提升群众对中医药服务的接受程度；针对不同人群个体情况给予合理膳食、科学运动等生活指导和临床干预。

（四）以四个精准服务广大居民群众

一是精准决策公益医疗服务。岭脚中心卫生院把公益性鲜明地写在卫生院发展的旗帜上。扎实开展基本公共卫生服务项目工作，夯实公共卫生服务质效，以医共体牵头单位作为技术诊疗支撑，以村卫生室为基础网底，通过门诊、巡诊、上门入户和电话等方式，为群众提供基本公共卫生服务，举办健康教育知识讲座及面对面健康咨询活动 200 多场，切实提高辖区居民对公共卫生服务的知晓率、感受度和满意度。

二是精准决策中医药发展方向。岭脚中心卫生院在原中医科的基础上建设“旗舰中医馆”，内置中医诊断室、牵引室、煎药室、针灸理疗室、中医康复室，组建了中医医师服务团队，配齐配全各类中医诊疗设备和康复设备，形成相对独立的中医药综合服务区。中医汤剂、针灸、推拿、拔罐、熏蒸、牵引、正骨等 30 余种中医适宜技术规范开展。不定期选派医师参加西学中培训，到县、市中医科跟班“轮训”“进修”，提升中医药服务能力。制定全院医务人员中医同质化培训方案，每月进行中医业务学习、中医适宜技术操作培训、考核，进一步营造了全院职工学中医、懂中医的氛围。

三是精准施策支持村卫生室标准化管理。岭脚中心卫生院针对部分村卫生室服务能力不足、人才队伍匮乏、设施设备不全等突出问题，以问题为导向开展整治提升行动，充分统筹全镇医疗卫生资源，合理调配乡村医生，将定向培养与人才引进相结合，优化条件与落实补助相结合，配足设施设备，强化业务指导，为各项工作顺利实施提供硬件设施及人才技术支撑。

四是精准把脉居民健康状况。利用家庭医生签约服务团队，每月在各村巡诊日进村入户，对高血压、糖尿病等慢性病患者进行覆盖预防、医治、干预全流程的服务管理。摸索出“四色管理办法”，即根据服药治疗期间血压、血糖控制情况分别纳入红标、黄标、绿标、灰标管理。其中，绿标患者，在卫生室取药并享受门诊报销。红标、黄标、灰标患者必须转诊到慢病科管理，进一步干预治疗。对 65 岁及以上老年人进行“红、黄、绿”分级分类动态管理，全面、精准把脉各类人群健康状况。

二、挖掘文化内涵，创新医疗服务新模式

（一）挖掘源远流长的中医文化，充分做好传承与创新两篇文章

岭脚中心卫生院用心打造“名中医、名专科”文化品牌，扩大中医服务规模，做优中医科。在传承经典的基础上，重点挖掘总结系列中医药方剂，治疗各种常见病症和疑难杂症。尤其在各种痛症、脑血管病后遗症康复治疗、中药汤剂治疗和针灸治疗方面形成了一套特色治疗方法，摸索出一条利用康复设备结合推拿按摩手法治疗各种痛症、脑血管病后遗症患者的路子，切实为当地群众健康保驾护航。

（二）挖掘一丝不苟的精益文化，尽力缓解群众看病难看病贵问题

岭脚中心卫生院积极探索中医服务“全科化”模式，中医适宜技术在西医科室全面推广。中医膏方、中医推拿、中医理疗在门诊、全科医疗科、儿科、妇产科广泛应用；同时，专门组织中医药业务骨干带动培养村卫生室人员学习中医适宜技术，将中医药服务拓展到村卫生室。目前，岭脚镇 12 个村卫生室，全部能够规范开展 8 类以上中医适宜技术，在全镇形成了完善的中医药服务网络。

（三）挖掘优质服务的惠民文化，全心全意做好家庭医生服务

2016 年以来，岭脚中心卫生院组织家庭医生服务团队，每月在各村巡诊日进村入户，深入各村开展家庭医生签约服务工作。针对老年人、慢性病患者等 10 类重点人群和一般人群，分类制定了 11 个常规服务包，提供预约诊疗、家庭病床、上门出诊、健康干预等优先优惠项目。根据签约居民不同层次需求，结合自身服务能力特点，制定 8 个个性化签

约定制服务包。

三、做实“家”文化氛围构建，激发干部职工干劲

（一）狠抓文化环境建设

随着“优质服务基层行”活动的开展，岭脚中心卫生院积极争取上级项目支持，先后投入600万元，新建业务用房面积3 500平方米，完成住院病区改造，更新换代了制氧机、无创呼吸机、床边心电监护仪等医疗设备，完善了康复设施。与市级医院、县人民医院专家团队开展学习交流，大力推动重点学科建设、特色专科建设。

（二）落实以人为本的文化理念

岭脚中心卫生院使“朋友式服务关系、亲人般的全面关怀”的服务理念深入每位医护人员心中，促进服务模式创新。共享充电宝、便民粥、免费微波炉等便民服务，从点滴细节处提升患者就医感受。让“暖心护理”成为卫生院打造人文护理的重要载体，通过系列培训、能力提升、主题活动等，深化护理质量内涵，鼓励职工立足担当作为，凝聚为民初心。

（三）强化环境卫生和文明礼仪

岭脚中心卫生院按照梧州市基层医疗卫生健康单位环境卫生管理十项规定，从制度管理、张贴管理等方面逐一落实，全方位提升院区“颜值”，营造整洁、美观、舒适的就医环境。实行卫生院环境卫生责任区负责制，各临床科室及职能科室负责人每月定期组织科室人员对卫生责任区域进行清洁大扫除；宿舍区域每层楼设楼长，每月定期组织楼层人员对宿舍区域进行环境卫生保洁。出台《苍梧县岭脚中心卫生院医护人员着装、行为礼仪规范》，要求全体医务人员在上班时间按照规范要求进行统一着装，行为举止文明，整体美观、整洁、大方、得体。

立足区位优势　发展专科建设 着力提升基层医疗卫生服务能力

新疆维吾尔自治区伊犁哈萨克自治州新源县
那拉提镇中心卫生院

那拉提镇中心卫生院位于旅游集散地国家5A级风景区境内。为满足当地居民和游客的就医需求，卫生院创新“区位+医疗”的发展模式，探索医防融合的大健康之路，大力加强医疗服务能力建设，真正让人民群众就近享受到了优质便捷的医疗服务。

一、内夯基础，强机构、稳队伍

一是加强基础设施建设，完善机构布局。那拉提镇中心卫生院区位优势明显，旅游业发展迅猛，常住人口众多。新源县高度重视卫生院建设，先后投入资金708万元用于科室建设、设备更新和信息化建设等，设置了独立的妇科、儿科、老年病科、眼科、血透治疗室等科室，购置了CT等医疗设备，建设了信息化系统，解决乡镇医疗卫生基础设施落后、布局不合理的状况。结合那拉提镇是南北疆交通要道的地域特点，每年接待游客200余万人次的高质量就医需求，自治区投入资金200万元规划建设那拉提镇中心卫生院为县域医疗服务次中心，辐射那拉提区域及周边巴州、克州、尼勒克县、坎苏等部分乡镇，实现了异址新建、手术室的提档升级、特色科室的建设等，改善了服务环境，提升了服务能力。

二是提升乡村医生待遇，夯实基层体系网底。加强乡村一体化管理，那拉提镇中心卫生院对下属村卫生室建立“红黑榜”考核机制，不断强化业务指导和绩效考核，在经费紧张的情况下，每年支出 9 万余元为 11 名考核评定优秀的乡村医生购买职工养老保险，有效激励了村卫生室争先创优的积极性。推行在岗职工和乡村医生取得执业（职称）资格与绩效工资挂钩机制，2023 年卫生院 4 人取得执业资格，已兑现待遇；乡村医生取得执业医师资格每月补助 500 元，取得助理执业医师资格每月补助 300 元。卫生院绩效工资从 2022 年以前的“零”到 2023 年的人均 1 035 元。人才队伍的绩效激励政策夯实了乡村卫生网底。

二、外拓资源，优体系、强能力

一是优势资源扩容下沉，提升机构服务能力。2021 年与扬州市头桥镇社区卫生服务中心建立对口帮扶机制，先后派出 9 名管理人员及专业技术人员赴扬州学习。2022 年与伊犁州中医院开展医联体帮扶，州中医院定期下派中医骨伤专家到那拉提镇中心卫生院进行“传、帮、带”。医共体总院每周四下派专家坐诊，2024 年累计下派专家 88 人次，接诊患者 820 人次，业务查房 47 次、病历质控 384 份。2024 年选派各科室业务骨干 7 人到上级医院跟班学习，提升诊疗水平，引进手术麻醉和治疗心衰的温阳利水疗法新技术 2 种，激光血氧疗法、妇科臭氧治疗等新项目 4 种，卫生院的外科技术得到了持续稳定发展，具有健全的技术团队。老百姓经常患有的阑尾炎、疝气、胆囊结石等一些常见的疾病均能得到很好的治疗。随着卫生院人才技术不断提升，引入先进的诊疗设备，镇上群众对基层卫生院的治疗技术和服务水平越来越信任，基层首诊的作用发挥出来。

二是建立共享中心，做好远程医疗。那拉提镇位于新疆伊犁河谷东端，是南北疆的交通要道、伊犁州东大门，交通区位优势明显。2019 年那拉提镇中心卫生院与新源县人民医院建立了紧密型县域医共体，与医共体总院建立了远程心电、远程影像、远程会诊等五大中心，推动县乡两级医防更“融”，数据更“准”、服务更“实”、效果更“佳”。2023 年，远程影像 7 225 人次、远程心电 210 人次、远程诊断 130 例，让老百姓在家门口就能享受到三级医院同质的诊疗服务。

三是健全急诊急救体系，保障群众安全。尽管地处山区，牧民居住偏、远、散，那拉提镇的急救工作却克服了地理环境的障碍，医共体上下联动打造了那拉提急救样板。那拉提镇中心卫生院距离县城 80 公里，为有效应对各种突发事件、提升医疗急救能力，卫生院在 2019 年成立了急救科，依托“医共体 + 急救”建设，开展“医共体 + 数字 120”，实现患者上车即入院，利用 5G 数字化赋能，实时上传生命体征数据，联动公安、交通、文旅等多部门，每年急救转运 415 人次，形成“急救一张网”。医共体总院长期下派经验丰富的医护人员带教，那拉提镇中心卫生院现有 6 名医生和 7 名护士，均能独立完成急危重症患者抢救；配备抢救留观床位 6 张，救护车 4 辆（负压救护车 1 辆），呼吸机、除颤仪等急救设备 10 种，有效保障了辖区居民和广大游客的生命安全，筑牢基层群众健康防线。

三、深化服务内涵，凸特色、保健康

一是扩大覆盖人群，实现全域健康管理。结合区位特点，在那拉提景区夏牧场设置牧业巡诊点，组建 4 支马背医疗小分队，定期为偏、远、散和行动不便的老人开展健康服务。2024 年，“行走的医院健康 180 项目”将 11 个村卫生室全覆盖，让“马背上的医生”演变为“马背上行走的医院”，极大地提升了检查诊断效率和准确率，很好地给有需求的患者提供了便利。2023 年门急诊人次 9.7 万人次，住院 1 075 人次；开展一级手术 314 例、二级手术 6 例，成功抢救危重症患者 412 例。同时利用州中医医院、县人民医院、县中医医院等医疗资源优势，在卫生院打造名医工作室，充分发挥名医工作室效应，提高基层首诊的服务能力。

二是传承中医民族医，打造特色文化。那拉提镇冬季风雪较大，患风湿骨病的患者较多。那拉提镇中心卫生院打造独具特色的哈萨克民族医、维吾尔医学中医馆，开展中药熏蒸、哈萨克医贴敷、浮针、药浴等 26 种中医民族医适宜技术，全面提升了基层中医药在治未病、医疗、康复、公共卫生、健康教育等领域的服务能力；积极将维医特色治疗延伸到妇科领域，拓展了沙疗、合孜德尔玛、那克塔勒格、巴普塔勒格等项目，吸引了本地和周边县市的患者来卫生院就诊。2024年1—5月，中医理疗康复中心接诊患者3 750人次。卫生院开垦3亩药田，将那拉提镇群山中生长的多种名贵中药材进行移栽，并试种了丹参、一枝蒿、刺五加等63种中草药。在院内打造中医药文化长廊，制作精美标本200余幅，在那拉提景区开设30亩的中草药体验基地，营造集旅游、教学、种植为一体的中医药文化氛围。

三是丰富家庭医生签约服务，促进医防融合。以基本公共卫生服务项目为重点，落脚点从“治病”转为“防病”，将公共卫生与临床医疗工作相结合，通过家庭医生签约与履约，加强慢性病管理服务、优化百姓就医流程，实施了富有特色的高血压医防融合工作。建设慢性病一体化门诊，设置了老年、康复、护理床位，提供老年人优先就诊、检查、住院等便民措施，打破以前防治融合不紧、信息通联壁垒、健康管理不到位的状况，积极探索预防、医疗、慢性病管理、老年健康管理等一体化的医防融合服务模式。成立11支由县、乡、村三级医疗机构医生组成的家庭医生签约服务团队，配齐“移动公卫两卡制”设备，解决了家庭医生上门服务没有网络的问题。通过认证，让服务更真实、群众更满意。2023年，常住居民签约率达85.36%，重点人群签约率达97.15%。

第三部分

提升服务能力——机构建设和专科建设

推动村卫生室标准化建设和高质量发展 筑牢农村卫生服务网底

海南省

为深入贯彻中共中央办公厅、国务院办公厅印发的《关于进一步深化改革促进乡村医疗卫生体系健康发展的意见》，全面落实“以基层为重点”的新时代党的卫生健康工作方针，海南省进一步健全农村医疗卫生服务体系，推动全省村卫生室标准化建设和高质量发展，为全面推进乡村振兴和海南自由贸易港建设提供坚强的健康保障。

一、建设引领，筑牢村级卫生健康网底

一是优化村卫生室布局。2023 年，省人民政府办公厅印发《海南省推动村卫生室标准化建设和高质量发展的实施方案》（琼府办〔2023〕23 号），指导各地根据乡村形态变化和人口迁徙流动情况，重新规划村卫生室布局，采取撤销合并等方式，将原来的 2 759 家村卫生室合并为 2 157 家。启动村卫生室星级评定，到 2025 年年底，100% 的村卫生室完成星级评定并实行星级管理。

二是实现村卫生室公有产权全覆盖。通过撤、并、改全面实现村卫生室公有产权全覆盖，对于业务用房面积达不到 60 平方米或不属于公有产权的村卫生室，原则上依托村（居）党支部（村委会）办公场所等农村综合服务设施建设村卫生室，条件不允许的，应新建或改扩建村卫生室，建设用地由当地政府协调解决。村卫生室为乡镇卫生院的派出机构，乡镇卫生院与所辖村卫生室为同一法人，法人代表为乡镇卫生院执

行院长，乡村医生为所在村卫生室的负责人。

三是配齐设备药品器材。根据村卫生室功能定位和医疗卫生服务实际需求，参照《村卫生室服务能力标准(2022 版)》，按照“填平补齐”原则，加强村卫生室基本设备、基本药品、基本器材、基本办公设备(电脑、打印机等)配备，强化运行维护和保养，满足常见病、多发病初诊识别、传染病防控和中医药诊治工作需求。

二、综合施策，提升村医岗位吸引力

一是加大乡村医生招培力度。首先，实施大学生乡村医生专项计划。允许大专及以上学历医学专业应届毕业生(含择业期内未落实工作单位的毕业生)免试开展乡村医生注册，按照规定给予学费补偿和国家助学贷款代偿，并对考取执业(助理)医师资格者予以一次性 3 000 元的奖励补助。其次，实施乡村医生学历提升计划。自 2024 年起，利用三年时间，依托海南医科大学对全省 1 100 名 50 岁以下中专文凭村医实施中专提升大专学历培训。最后，实施乡村振兴村医培养工程。从 2023 年起，每年定向培养 180 名能扎根基层、技能良好的青年乡村医生。

二是提升乡村医生服务能力。组织村卫生室医务人员基本医疗(含中医适宜技术)、基本公共卫生和健康管理能力培训，安排乡村医生每年免费到市县直属卫生机构或有条件的中心乡镇卫生院培训学习，通过“师带徒”等方式培养青年村医，利用 3 年时间以市县为单位对乡村医生轮训一遍。

三是提高乡村医生收入。将不少于 40% 的基本公共卫生服务项目下沉到村卫生室，并按规定及时考核拨付基本公共卫生服务经费。支持乡村医生不断提高基本医疗服务能力，积极拓展村卫生室医疗服务范围，增加医疗服务收入。严格落实基本药物补助资金、一般诊疗费(每人每次 10 元)等医保报销政策，足额落实乡村医生岗位定额补助及乡镇工作补贴(每月 500~2 100 元)，村卫生室运行补助(每年 9 000 元)。

四是完善乡村医生养老等保障政策。村卫生室工作人员全部实行“乡聘村用”，与乡镇卫生院签订劳动合同，乡镇卫生院按有关规定为其缴纳社会保险。市县财政按照每年每名村卫生室医务人员保费不少于500元的标准全面为村卫生室购买医疗责任险。

三、强化保障，推动健康服务新突破

一是落实财政投入保障政策。村卫生室业务用房建设所需资金由省级财政和市县财政共同承担。从2024年起，实行村卫生室运行经费补助政策，所需资金由省和市县财政按7∶3分担。自动体外除颤器（AED）配置、智能医疗辅助诊疗系统建设，乡村医生学历提升（中专升大专）、乡村医生通过执业（助理）医师考试一次性补助等经费列入省财政预算。乡村振兴村医培养工程所需经费由市县财政承担。

二是完善医保支持和药品保障政策。全省所有村卫生室均纳入医保定点管理，医保基金按照70%的比例支付医药费用，年度最高支付700元。将村卫生室开展的针刺类、灸法类、推拿类等30项中医适宜技术和通过5G物联网开展的"常规心电图检查"等10项医疗服务项目纳入医保报销范围。医保资金支持家庭医生签约服务费每人每年25元。将高血压、糖尿病患者门诊用药保障服务下沉到村卫生室。允许村卫生室配备使用非基本药物的种类不高于20%。

三是强化信息化支撑。整合村卫生室所涉及的基层医疗卫生机构管理信息系统、5G远程医疗信息系统、"村医通"等信息系统，并集成至1个终端。全面配备安装智能辅助诊断系统，实现系统操作简单化、数据填报便捷化、信息共享实时化，确保居民健康档案及时更新并向居民开放。推广做实"村医+5G远程医疗"，拓展城市医疗集团或县域医共体"云药房""云诊疗"等新业态服务，实现优质医疗资源上下贯通、信息共享和向村卫生室延伸。加强医疗、医保信息平台的互联互通，发挥好"村医通"的作用。

开展星级创建活动
促进基层卫生健康高质量发展

福建省福州市

近年来，福州市创新开展“星级基层医疗卫生机构”创建活动，围绕“机构达标、人才优质、能力突出、医防融合、医疗质量安全”等内容，对照星级评定标准，对基层医疗卫生机构全方位提档升级，努力让群众就近享受优质、高效、便捷的“星级”医疗卫生服务，实现“日常疾病在基层解决”。

截至2023年年底，成功创建64所星级社区卫生服务中心和乡镇卫生院，星级达标率为37%，其中三星级29所、四星级21所、五星级14所；成功创建476所星级社区卫生服务站和村卫生室，星级达标率为21.5%，其中三星级425所、四星级40所、五星级11所。“星级基层医疗卫生机构”创建活动入选福州市“2023年人民群众最满意的十件实事”。

一、注重“软硬兼施”，全面提档升级

一是机构达标“夯基础”。以强基层为导向，参照“优质服务基层行”活动服务能力标准，围绕“功能任务、科室设置、设施设备、人员配备、服务内容、医疗质量、服务效果”等方面，开展基层医疗卫生机构服务设施规划建设提升工作。截至2023年年底，福州市38所乡镇卫生院和社区卫生服务中心服务能力达到国家推荐标准，168所达到基本标准；191所村卫生室服务能力达到国家推荐标准，1 355所达到基本标

准，筑牢基层医疗卫生服务网底。

二是星级创建“提标准”。基层医疗卫生机构在“达标”的基础上，按照福州市制定的星级评定标准，进一步完善基础设施、绿化美化环境、提升服务内涵和品质。如义洲社区卫生服务中心按照五星级标准建设住院病区，设置 30 张床位，成为台江区第一所设置病床的基层医疗卫生机构。建新镇冯宅村卫生室业务用房面积提升至 160 余平方米，增设中医阁等新科室，配齐配全吸氧机、指氧饱和度仪、健康一体机、自动体外除颤器等诊疗设备，成为仓山区首家能够提供传统医药类非物质文化遗产特色诊疗服务的村卫生室。

三是人才优质“强服务”。实施全科医生培养和使用激励机制“11 个一批”措施、全面提升村卫生室基本医疗和公共卫生服务能力“14 项行动”、大学生乡村医生专项计划、乡村医生能力提升培训等，全方位提升招才、引才、留才、育才、用才等政策措施，让基层医疗卫生队伍“留得住、干得好”。截至 2023 年年底，星级基层医疗卫生机构卫生技术人员占比均高于 80%，乡镇卫生院和社区卫生服务中心空编率均低于 10%，村卫生室至少注册了 1 名具备中医药服务能力的执业（助理）医师或乡村医生。

二、坚持“医防并重”，提升服务能力

一是本位发展，扩容基层优质医疗资源。推动服务人口 10 万人以上或基础条件好的乡镇卫生院，对标二级综合医院标准，加强学科建设，提升医疗服务能力，着力将其打造成为县域医疗次中心。截至 2023 年年底，已有 6 所星级乡镇卫生院升级为二级医院，21 所正在参与县域医疗次中心建设，优质医疗服务辐射范围逐步扩大。

二是借助外力，推动“一院一品”特色科室建设。通过完善医联体、医共体、专科联盟、联合病房等协作网，依托上级专家的管理经验和医疗技术实力，提升基层医疗卫生机构常见病、多发病诊治能力。如闽清县充分发挥福州市第一总医院医联体和县级医院医共体专家下沉帮扶的优势，采用组团式“院包院”“院包科”等模式，推动池园中心卫生院建

设呼吸内科、白中卫生院建设创伤外科、塔庄中心卫生院建设心血管内科等特色专科，形成“一院一品一特色”。

三是服务上门，满足群众多元健康需求。全面推行“积分制”家庭医生签约服务模式，扩大家庭医生供给，丰富签约服务内涵，为社区居民提供全方位、全周期健康服务，截至 2023 年年底，全市签约服务全人群覆盖率达 45% 以上，重点人群覆盖率达 80% 以上。大力推广家庭病床服务，全市提供家庭病床服务的医疗机构达 160 所，截至 2023 年年底，累计建床 1 900 余人次，逐步满足居民多层次多样化的健康服务需求。

三、突出“示范引领”，树立行业标杆

一是强化“亮晒比学”。星级基层医疗卫生机构牌匾实施动态管理，三年为一个周期，通过每年“亮晒比学”，分享“星级基层医疗卫生机构”创建经验做法，在全市营造比学赶超、争先创优的浓厚氛围，推动基层卫生健康高质量发展。力争到 2025 年，60% 以上的社区卫生服务中心、乡镇卫生院达到三星及以上，40% 以上的社区卫生服务站、村卫生室达到三星及以上，30% 的基层医疗卫生机构达到四星及以上。

二是强化日常监管。建立星级基层医疗卫生机构退出机制，完善日常监管，按照“谁认定、谁监管”的原则加强跟踪，定期“回头看”。统一星级标识，在醒目位置悬挂市级统一制作的星级牌匾，群众通过“数星星”就可知道这所医疗机构能力“强不强”、服务“好不好”。

三是加大宣传引导。总结推广“星级”创建好经验、好做法，广泛宣传星级基层医疗卫生机构在改进医疗质量、优化服务流程、提高服务能力、改善居民就医体验等方面的创新举措，让群众知晓、信任、满意，从而增加在“家门口”基层医疗卫生机构就医的意愿，促进“基层首诊”。

加强乡村医生队伍建设
推进乡村医疗卫生体系高质量发展

湖南省湘潭市韶山市

一、改革背景

(一) 政策有要求

2023年,中共中央办公厅、国务院办公厅印发了《关于进一步深化改革促进乡村医疗卫生体系健康发展的意见》,明确要落实新时代党的卫生与健康工作方针,把乡村医疗卫生工作摆在乡村振兴的重要位置,以基层为重点,推动重心下移、资源下沉,健全适应乡村特点、优质高效的乡村医疗卫生体系。要立足在岗乡村医生现状,加强适宜人才培养和引进,推动乡村医生向执业(助理)医师转化,打造一支专业化、规范化的乡村医生队伍。2023年8月,韶山市被列为湖南省乡村医生等级评定试点县市,在实施乡村医生分级分类管理、加强乡村医生待遇保障、推动乡村医生队伍健康可持续发展等方面开展了一系列的探索实践。

(二) 工作有需求

乡村医生队伍存在诸多问题,严重制约了农村卫生事业的发展。**一是**村卫生室工作人员在配置数量、专业与层次结构方面不均衡。**二是**村医没有编制,在收入待遇、个人职业规划方面均缺乏吸引力,导致年轻人不愿意从事村医工作。**三是**村医普遍年龄老化,总体青黄不接。

(三) 群众有期盼

随着经济社会的发展,人民群众的健康意识越来越强,就医的要求也越来越高,既要治得好,又要花钱少,还要很方便。村医是守护人民群众健康的第一道防线，进一步织密村卫生室网底、提升村卫生室服务能力势在必行。

二、创新举措

（一）推进服务阵地标准化，使乡村医生工作更称心

一是优化村卫生室布局。按照“一村（行政村）一室”原则，对全市原有的村卫生室进行优化整合，整合村卫生室18家、调整村卫生室2家，村卫生室和人员“空白点”全面清零，公有产权率达100%，建成了1家市人民医院+4家乡镇卫生院+33家村卫生室+35家个体诊所的“1+4+33+35”医疗卫生服务网络，建成“15分钟基层医疗服务圈”。

二是量化村卫生室规范。明确《村级卫生室建设规范》，从选址要求、使用面积、功能分区、设施设备、形象指引、管理制度等方面进一步细化标准，实行建、管、用“全周期”模式，构建集日常监测、常规检验、慢性病配药、住院办理、康复护理于一体的健康管理服务体系，真正实现“小病不出村”，在“家门口”就能享受到优质医疗健康服务。

三是强化村卫生室建设。出台《韶山市规范村卫生室管理和加强乡村医生队伍建设的实施方案》，明确由村民委员会提供村卫生室建设场地，由市财政按每家10万元的标准保障建设经费，将任务完成情况纳入全面深化改革和政府目标管理绩效考核，建立责任清单，定期督促调度，形成推进合力，全面完成所有村卫生室的提质优化。

（二）推进待遇保障多元化，让乡村医生工作更安心

一是实现村医“老有所养”。韶山市人社、财政、卫生健康部门联合出台《韶山市乡村医生补建补缴基本养老保险工作方案》，在岗乡村医生和离岗乡村医生按灵活就业人员身份参加城镇企业职工养老保险，并允许根据从事岗位年限一次性补缴养老保险金。全市在岗和退休乡村医生全部完成养老保险补建补缴，参保率达100%。

二是实现村医“风险减负”。每年市本级财政按照每家3 000元的标准保障村卫生室运行经费，同时为每家村卫生室购买每年600元的医疗责任险，医疗纠纷保险赔付额度达20万元，切实减轻乡村医生执业风

险。2023 年全市村卫生室通过医疗责任险理赔 9 060.54 元。

三是实现村医“待遇提升”。出台《韶山市乡村医生等级评定实施方案》，将符合条件的乡村医生评定为一、二、三级，由市财政发放每月 800 元、500 元、300 元的乡村医生工作补贴，实行分级分类管理。采取“先预拨、后结算”的方式，将国家基本公共卫生服务补助的 40% 和基本药物补助经费按时足额拨付到村卫生室。2023 年，财政投入 382.48 万元，为乡村医生提待遇、减负担。

(三) 推进发展渠道通畅化，让乡村医生工作更动心

一是择优选拔纳入编制管理。根据《韶山市乡村医生等级评定实施方案》要求，设置了面向一级乡村医生的择优选拔的招聘岗位，每年安排 5% 的乡镇卫生院空缺岗位，将符合条件的一级乡村医生定向择优招聘到乡镇卫生院工作，纳入编制管理。

二是补贴奖励促进学习深造。制定乡村医生能力提升的激励措施，对经省级核准认定等级的在岗乡村医生，重新取得国家认可的高于现有学历证书的予以适当奖励（中专升大专奖励 1 000 元、大专升本科奖励 2 000 元；乡村医生资格升执业助理医师奖励 1 000 元，执业助理医师升执业医师奖励 2 000 元），有效激励乡村医生提升执业资格和学历。

三是完善培训体系提升能力。将村卫生室纳入紧密型县域医共体一体化管理，构建“调上去、请进来、内培养”的人才培育模式，定期安排乡村医生到乡镇卫生院进行跟班轮训，到市人民医院参加慢性病防治等专题理论培训，接受“第一目击者”急救、中医适宜技术等实操培训，提升乡村医疗人才综合素质。2023 年，乡村医生到乡镇卫生院跟班轮训 51 人，共计开展常规培训 18 期。

(四) 推进平台建设智能化，让乡村医生工作更省心

一是落地医保门诊统筹系统。投入 20.9 万元，为村卫生室配备基层医院管理信息系统及刷脸设施，开通城乡居民医保普通门诊和“两病”门诊报销，实现参保人员在村卫生室的刷脸结算。参保人员在村卫生室看病就医，普通门诊统筹报销和“两病”人员门诊用药均不设起付线，支付比例为 70%，高血压患者和糖尿病患者每年最高支付分别为 360 元、600 元，切实打通医保服务“最后一米”。

二是打造智慧慢性病管理系统。通过建立移动智能体检中心，给村医配备家庭医生智能随访包，实现体检结果、随访数据实时上传，市、乡、村检验检查信息共享互通，监测数据实时评估，如遇病情反复，乡村医生立即上门随访或安排患者转诊至乡镇卫生院或市人民医院住院，有效缓解基层慢性病管理"医疗资源少、科学管理难"的问题。

三是引进人工智能辅诊系统。上线后的人工智能辅诊系统，可根据患者主诉提示乡村医生进行病情问诊，指导疾病诊断，防止漏诊、误诊，对乡村医生用药给予指导和预警监管，防止滥用药物，针对电子病历进行病历质控，帮助乡村医生规范和完善病历书写。通过信息化建设，给乡村医生插上互联网翅膀，进一步完善居民健康大数据底层建设，快速提升乡村服务能力。

三、取得成效

（一）乡村医生队伍日益稳定

近年来，市财政通过加大投入，改善了村卫生室服务环境、提高了乡村医生待遇保障，有效解决了乡村医生的后顾之忧，乡村医生队伍日益稳定并更具吸引力。2023年韶山市乡村医生的人均补助经费达到7万余元。

（二）乡村医生素质逐步提高

通过线上线下的培训、轮训、进修和信息化设备辅助，韶山市乡村医生队伍在知识结构、诊疗水平、服务质量等方面明显提升。2023年，全市村卫生室乡村医生共计51人，其中执业（助理）医师27人，占比为52.94%，已经超过国家提出的"到2025年，乡村医生中具备执业（助理）医师资格的人员比例提高到45%左右"的要求。

（三）群众满意度不断攀升

随着村卫生室开通门诊统筹医保定点，实施老年人免费体检、慢性病患者健康随访等健康管理服务，群众就近就医的获得感和满意度不断增强。湖南省基本公共卫生服务群众满意度测评结果显示，2023年度群众满意度为98%，较2022年提高了8个百分点。

建机制　优内涵　强基层
积极加强基层专病特色科室建设

北京市丰台区

2021年以来，丰台区把专病特色科室建设作为全面提升基层医疗服务能力的重要手段，使其成为建立新型医疗卫生服务体系的“牛鼻子”；紧紧围绕北京市要求、基层实际和人民群众需求，整合区域内医疗卫生优势资源，着力推进区域医联体建设，优化基层医疗卫生服务内涵，让人民群众在家门口“看得上病、看得好病”，为构建有序就医的分级诊疗格局打实基础。

一、在“合”字上下功夫，着力构建基层专科支撑体系

（一）加强上下联动，强化人员支撑

按照上下联动、资源共享的原则，建立以北京天坛医院、北京电力医院、首都医科大学附属北京佑安医院等8家驻区大型综合医院为核心，辐射5家区属医院、23家社区卫生服务中心的“8+5+23”区域内医联体，明确驻区医院、区属医院和社区卫生服务中心的定位和服务功能。开通远程医疗，落实二级、三级医院专家定期到社区卫生服务中心出诊、带教、查房、健康教育、参与家庭医生签约等制度。建立了糖尿病、高血压、脑卒中、骨质疏松、儿科、中医等9个专业专家技术指导微信群，为基层家庭医生签约团队提供技术支撑，实现患者从社区卫生服务中心到二级、三级医院诊疗、救治、转诊各环节的无缝对接和技术指导，为基层专病特色科室建设提供人员支撑。

（二）持续扩容增能，筑牢设备支撑

2023年丰台区为社区卫生服务中心配备肺功能仪、多参数患者监护仪、全自动血液分析仪、生化分析仪、便携式吸引器、血气分析仪等9类救治设备。还为10家符合条件的社区卫生服务中心配置CT（其中9家投入使用），已为患者开展检查19 352人次，患者做完检查后，由医联体内二级、三级医院远程出具诊断报告，实现了“基层检查、上级诊断”。丰台区进一步加强对基层医疗卫生机构的设备配备和升级改造，为特色专病学科建设提供设备支撑。

（三）试点虚拟药房，做大药品支撑

随着专病特色科室的建设，基层医疗服务能力不断增强，诊疗量逐渐增多，但药品种类、品规数量不足，机构药房、药库受制于面积及药剂调配人员的限制，药品配送、药房管理及药事服务工作面临巨大挑战，传统的供药模式已经很难满足患者的用药需求。近年来，丰台区在方庄、马家堡、蒲黄榆三家社区卫生服务中心开展试点，与医药公司合作建立虚拟药房管理系统，社区医生开具处方后，通知药品配送商，将药品送至指定地点，方便患者取用；社区医生也可根据患者病情需要开具实体药房没有的药品，订一盒送一盒，中药还可根据处方为患者代煎汤药，送药到家。虚拟药房打破了空间和人力限制，不用增加药房面积、订药数量，便可满足居民需要，一定程度上减少药品剩余过期现象的产生。虚拟药房的建立，为专病特色科室建设提供药品支撑。

（四）把脉健康画像，用好数据支撑

近年来，丰台区在北京市率先探索智慧家庭医生优化协同服务模式，即“智慧家医”，以“互联网＋健康管理服务”为抓手，充分利用大数据、人工智能、物联网、互联网等先进技术，开展深度数据应用。“健康大脑”慢性病大数据监控管理平台在血压、血糖管理方面实现患者门诊数据、家庭自测数据、24小时动态数据等实时上传；“身边医生”app实现健康档案、检验结果、健康自测、健康咨询的融合；全科智能辅助诊断系统作为“智医助理”，为基层医生提供智能辅诊、检查检验、用药开方、病历规范等决策支持，为基层医生“查缺补漏”。在人工智能、大数据、信息化技术的助力下，原来比较单一、静态的健康档案信息，借助“智慧家

医”信息化的应用，将患者检查、检验、体检、自测等临床数据都归档至电子健康档案并做大数据和人工智能算法处理，对就诊人群进行健康画像，精准分类，为专病特色科室的精准诊疗提供大数据支撑。

（五）接住后续诊疗，做好住院支撑

持续深化乡镇卫生院和社区卫生服务中心标准化建设，深入开展“优质服务基层行”活动和社区医院建设工作。丰台区 100% 的社区卫生服务中心达到“优质服务基层行”活动服务能力基本标准，67% 达到推荐标准；10% 建成社区医院或达到二级综合医院医疗服务能力水平；25% 提供住院服务，门诊年诊治病种不低于 100 种，三年累计住院病种约 60 种。住院病房为专病特色科室建设提供后续诊疗支撑。

二、在“实”字上见成效，填平补齐基层专科诊疗短板

（一）聚焦百姓需求，建设慢性病专科

丰台区社区卫生服务中心紧紧围绕社区居民健康服务需求，以慢性病分级诊疗为切入点，以高血压、糖尿病、慢性阻塞性肺疾病、脑卒中、骨质疏松等专病科室建设为重点，精准对接慢性病患者诊疗需求。截至 2023 年，丰台区 16 家社区卫生服务中心对包括高血压、糖尿病、慢性阻塞性肺疾病、骨质疏松等在内的多种慢性病开展了 48 个专病特色科室建设，其中宛平社区卫生服务中心成立标准化代谢性疾病管理中心（MMC），为辖区内居民提供更专业的专科诊疗服务。

（二）坚持症状导向，突出中医特色

丰台区以症状为导向，以辨证论治为基础，为居民提供更方便、精准、系统的中医特色症状门诊服务。与一般意义的系统门诊、以人体系统划分科室不同，症状门诊更加直接、简单，根据不同的症状选择对应的科室，通过中医药、中医适宜技术的治疗与康复，发挥中医药的优势，达到缓解症状和治愈疾病的目的。蒲黄榆社区卫生服务中心开设失眠、学习困难、肥胖门诊，马家堡社区卫生服务中心开设失眠、肥胖、肺结节门诊，成寿寺社区卫生服务中心开设便秘门诊等。截至 2023 年年底，丰台区共有 14 家社区卫生服务中心开设了 31 个症状门诊，针对患者的具体

不适症状进行辨证分型，为每名患者制定个性化治疗方案，对症施以中药汤剂、针灸、耳穴压丸等中医治疗手段。

（三）突出品牌特色，建设诊疗中心

为进一步满足人民群众日益增长的个性化医疗服务需求，突出品牌特色，结合各社区卫生服务中心学科优势和发展需求，丰台区将于2025年前建设完成中医、安宁疗护、血液透析、康复、眼科、妇儿保健、内分泌和口腔等10个各具特色、全市领先的社区专病诊疗中心，与二级、三级医院形成“上下联动、功能互补、凸显特色、优质便捷”的分级诊疗新模式。截至2023年年底，已建成安宁疗护、中医2个诊疗中心。

（四）创新服务模式，转型安宁疗护

丰台区户籍人口老龄化占比为35.4%。为应对老龄化的新形势，2023年蒲黄榆社区卫生服务中心安宁疗护中心设置安宁疗护科室，建立安宁疗护床位50张，提供“居家-门诊-住院-远程”的可延续服务，解决老年人养老“最后一公里”。

三、在“优”字上下功夫，多维保障基层专科就医引导

（一）加强宣传报道，提升社会认知

近年来，丰台区注重典型经验推广，加强正面宣传和舆论引导，深入发掘和培育典型，通过《华夏时报》《半月谈》《人民日报》《CCTV朝闻天下》《BRTV纪实科教健康北京》等多渠道讲述丰台区基层卫生服务能力建设工作成效，提升群众对基层医疗卫生机构的认可度。

（二）纳入绩效考核，指挥棒动真章

为保障专病特色科室建设工作顺利开展，丰台区卫生健康委将专病特色科室建设工作作为对社区卫生服务机构绩效考核的加分项，考核内容涉及医联体专家下沉基层情况、人员配备、设施设备配备、转诊绿色通道建立、专病科室门诊量、居民满意度等内容，充分发挥绩效考核指挥棒、助推器、风向标的作用，进一步做优做细基层专病特色科室工作。

四、在“效”字上见真章，逐步形成基层首诊就医格局

（一）基层能力提升，赢得居民满意

在多种条件支撑下，基层专病特色科室不断优化诊疗流程，完善学科建设，助力基层医疗服务能力提升，为辖区居民提供优质、高效、便利、可及的基本医疗服务，使群众能少花钱、花小钱、看好病，辖区居民的就医满意度不断提升，获得感进一步增强。

（二）缓解就医难题，助推分级诊疗

2023 年丰台区社区卫生服务机构诊疗总量为 1 100.39 万人次，较 2022 年同比增长了 24.95 个百分点，占北京市 16 区社区卫生服务机构诊疗总量的 12.98%，占丰台区总诊疗量的 42.37%，初步形成“首诊在基层、大病去医院、康复回社区”的分级诊疗格局。

推动中医传承发展　提升县域服务能力

甘肃省庆阳市环县

近年来，环县着力从设施提升、人才培养、产业扶持等多方面大力促进中医药事业、产业、文化协同发展，不断加强中医药文化建设，弘扬和传播中医药文化知识，使中医药文化深度融入群众生活，基本形成了“龙头领先、枢纽中联、网底扎实”的县乡一体化中医药服务网络格局，有效满足了全县群众日益增长的中医药医疗保健需求。

一、加强中医药人才队伍建设

（一）加强基层中医药人才培养

发展中医药，人才是根本。作为基层中医药龙头单位，环县中医院始终将中医领军人才的培养工作放在首位。

一是加强基层中医药人才培养培训。采用传统的“师承模式”，累计培养带教基层中医药人才 115 人。建成了全县中医适宜技术培训基地，2023 年举办基层中医适宜技术培训班 2 期，共培训 150 人次，加强了基层中医适宜技术的推广应用，提升了基层医疗卫生机构中医诊疗水平。制定了《环县中医医共体建设项目实施方案》，县中医院作为龙头单位与 8 个乡镇卫生院建立医共体关系，列支项目资金 20 万元为基层成员单位配备了中医基本医疗设备，改善了基层中医诊疗环境，2023 年定期开展义诊 10 次、教学查房 8 次、举办学术讲座 6 次，通过巡诊巡讲活动，进一步提高了基层医务人员中医药综合服务能力，带动了全县中医药工作协同发展，同时也向广大人民群众普及了医学常识和健康知识，倡导健康生活方式和弘扬国粹中医药在防病治病中的优势和独特疗效等，让人民群众在家门口享受到优质的中医药服务，对中医药在疾病防治中的作用有了新的认识。

二是选派骨干医生到上级医院学习。县中医院通过有计划地选派骨干医生到上级医院交流学习，进一步开阔医生视野，提高其医疗服务水平，学习返回后，通过院内带教和医共体成员单位之间的培训学习，系统、全面地提升了基层医疗卫生机构中医药服务能力。

三是开展学术交流活动。凝聚县域中医药优秀人才，成立中医药学会，定期组织开展学术交流活动，举办中医药领域人才培训班，按照中医药学会的工作机制每季度召开一次成员单位参与的中医药服务质量通报、分析、整改会议，就中医病案书写、中医服务技术应用、中医药特色学科打造进行广泛深入的交流、总结，形成共识、凝练成制度有序推进，带动全县各级医疗机构中医药工作协同发展。

（二）加强县中医院中医药人才培育

一是利用名老中医工作室开展师带徒。积极发挥名老中医工作室"火车头"的带动作用，创建全国基层名老中医工作室 2 个，建成名老中医教室 1 个，对于发展中医药事业、培养中医人才、有效传授传统医学知识和技术起到很好的引领作用。2022 年成立的全国基层名中医马平工作室，有 6 名徒弟跟班学习（3 名本院医生、1 名基层医院医生、2 名村医），老师通过边把脉问诊、边现场讲解，教学查房，开展讲座等多种形式和徒弟们交流，传授经验，全力培养更优秀的接班人，提高县域中医服务能力。

二是开展柔性引才。先后引进 26 名天津籍专家，各位专家与医院青年医师签订了"师带徒"协议，累计培养本土人才 21 名，变"输血"为"造血"，开展了新技术、新项目 24 项，组织线上、线下义诊与健康宣教 40 余场，义诊 5 000 余人次，带教、培训医院医技人员 30 余名，医务、感控、护理、病案管理等科室人员能力大幅提升，医院医疗收入从 2020 年的 1 800 万元提高到 3 800 万元，总诊疗量从 3.6 万余人次增加到 7 万余人次。

二、构建县乡村中医药服务体系

全力打造以环县中医院为龙头，乡镇卫生院（社区卫生服务中心）为枢纽，村卫生室为网底的三级中医药服务体系。

一是加强县中医院建设。县中医院始终把学科建设作为立院之本，建成了中医特色专科 11 个，共有省级重点专科 2 个、市级重点专科 4 个。推行中医经典、中医治未病、中医外治、中医康复和中医护理“五个全科化”，加强学科内涵建设。从创新开展床旁办理入出院便民服务举措，到实现慢性病证“床旁办”“零跑腿”，患者和家属满意度和获得感不断提高。

二是加强乡级中医药能力建设。乡镇卫生院和社区卫生服务中心不断加快中医馆建设，配备针灸治疗床、推拿治疗床、针灸器具、电针仪、艾灸仪、智能通络治疗仪、煎药机、颈腰椎牵引等设备，配备不少于 300 种的中药饮片。28 家基层医疗卫生机构均设有中医科室，13 家持证门诊也提供中医疗法。除了硬件升级，各中医馆也在不断丰富诊疗服务内涵，把传统中医药文化用通俗易懂、图文并茂的方式张贴到机构走廊、中医馆墙上，还通过健康知识讲座、科普教育、义诊活动等多种形式，借助报纸、电视、网络等媒体，多角度、全方位宣传中医药文化，充分展示中医在疾病防治、慢性病管控中的优势，使中医药逐渐走进千家万户。

三是加强村级中医药服务。村卫生室均开展不少于 6 项中医适宜技术，打造了 12 个村卫生室“中医阁”，打通了中医服务“最后一公里”，为群众提供便捷、高效的中医药服务。

三、促进中医药服务提质增效

县中医院充分发挥中医特色优势，成立了康复科，开设住院床位 40 张，配备医护人员 18 名，设有综合治疗室、熏蒸室、疼痛治疗室、艾灸治疗室、针刀埋线治疗室等，配备冲击波、大型熏蒸床、电动站立床、超声波治疗仪等诊疗设备 20 余台，可开展针刺类技术、推拿类技术、刮痧类技术、灸类技术、敷熨熏浴类技术、中医微创技术、骨伤类技术共计 7 类 31 项中医适宜技术。截至 2023 年年底，门诊患者中医治疗率为 80%，门诊中医处方占处方总数的比例为 64.32%，门诊中药饮片处方占总处方的 30%，住院患者中医治疗率为 89.16%，出院患者应用中药饮片人次占出院患者人次的 70.66%，床位使用率为 50%。

试点科学健身门诊　创新医体融合模式

北京市东城区安定门社区卫生服务中心

2023 年 5 月，安定门社区卫生服务中心在北京市率先试点建设“科学健身健康管理门诊”，探索医学和体育融合新模式，增强了居民的健康意识，改善了患者的健康状况，提升了医疗资源的利用效率。

一、目标任务

项目目标是探索建立一套可推广、可复制的“运动促健康”的社区卫生服务模式，为社区居民提供更健康、更科学的生活方式。

中心任务是以家庭医生团队服务为抓手，对高脂血症、糖尿病两类疾病患者开展健康体适能测评，进行健康体适能综合分析、单项分析，以及体态体姿评估、身体成分评估、心肺功能测试、肌肉力量等综合评估，由运动处方师开具专业运动处方，旨在探索运动在慢性病患者干预指导方面的重要价值，探索基层医疗卫生机构开设健身门诊的实施路径和服务模式。

二、项目内容与创新做法

一是创新探索服务新模式。以安定门社区卫生服务中心为试点，建立一整套可推广、可复制的“运动促健康”服务模式，打造“科学健身健康管理门诊”，该门诊包括体适能测评、运动处方开具、科学运动指导等多个环节，以提供全面的健康管理服务及指导，探索科学健康管理服务的路径。

二是完成软硬件设备配备。重点环节是科学健身门诊的整体布置和设计、设备租赁和管理、数据上传和统计、人员管理和服务标准等。

三是创新建设健康体适能测评。“科学健身健康管理门诊”将组织专业的医疗团队，对社区内居民进行全面健康体适能测评。选择罹患高脂血症和糖尿病的患者作为服务对象，与之签订知情同意书，并进行测试、评估、饮食和运动指导（三个月）、健康教育等工作，将生活方式干预指导与医学手段进行结合。重点环节是适宜人群筛选、健康体适能测评、开具运动处方、指导科学运动、营养处方以及数据统计分析、满意度评测。

四是创新设计个性化运动处方。根据居民自身身体状况、运动表现能力、健康目标等健康体适能测评结果为每位社区居民开具个性化的运动处方，确保运动的科学性和安全性。重点环节是健康体适能综合分析、健康体适能单项分析、体态体姿评估分析、身体成分评估、心肺功能测试、肌肉力量评估等，以全面了解居民的身体状况和健康水平。

五是进行科学运动指导。“科学健身健康管理门诊”将提供专业的运动指导服务，包括运动前的热身和拉伸、运动中的姿势和技巧、运动后的放松和恢复等。同时，门诊还将根据居民的运动处方，提供相应的训练计划和目标设定，定期回访指导。

六是创新医药结合运动控制慢性病。结合药物治疗和运动治疗，帮助居民更好地控制自身疾病。通过药物和运动的协同作用，“科学健身健康管理门诊”可以更有效地管理居民的病情，提高其生活质量。

三、项目具体实施

（一）入组测评及风险筛查

中心项目组通过召开项目动员会、项目启动会、项目推进会、项目调研会等专题会议，完成项目服务场地的搭建工作和“科学健身健康管理门诊”专用运动处方印制、入组测评、入组指导、出组化验检测及体适能复测及满意度评估等各项工作，并开设科学健身健康管理门诊，实现每周开放，积极探索可推广、可复制的“运动促健康家庭医生特色服务包”。

在选择入组人员时，主要选取患有高脂血症和糖尿病的患者入组。在具体操作中，通过家庭医生团队筛选适宜人群，同时进行健康体适能测评、完成风险筛查。中心项目组完成了对25名高脂血症患者和25名糖尿病患者的筛选和入组工作，为其开具了个性化的运动处方。

入组居民通过扫描二维码，参与风险筛查问卷调研，以评估自身的风险类别。在经过医疗数据评估后，进行健康体适能测试，并获得运动处方报告。

运动处方师在详细咨询和沟通的过程中，能够全面地了解居民的身体状况和健身目标，并根据综合评估数据为他们选择合适的运动类型和强度，制定个性化运动处方，包括运动安全及风险防范提示、详细的运动流程介绍、明确的运动目标确认，以及根据居民实际状况进行的运动方案调整和建议。

（二）专业干预及运动干预

安定门社区卫生服务中心依托“科学健身健康管理门诊”项目成功举办了运动干预指导健康课程共计24场。其中线下干预14场，线上干预10场；专业医生干预3场，运动处方师干预3场，健身教练干预18场。

（三）出组测评及对比统计分析

中心项目组为每一位出组人员提供一次全面的化验检测，以评估他们在健身计划后的身体状况。这项检测包括但不限于测量身体脂肪含量、肌肉含量、身体成分、身体水分率、体重指数（BMI）、身体年龄等指标。这些数据将帮助了解入组人员的身体状况及变化，从而作出相应的判断。同时进行体适能的复测，包括测试心肺耐力、肌肉力量、柔韧性、协调性等方面的表现。通过比较入组前后的体适能数据，可以评估健身计划对入组人员的体能影响。如果数据显示出某些方面的不足，及时调整健身计划，以确保入组人员的健康和安全。

对入组的高脂血症及糖尿病患者的各项数据进行整理及分析。通过风险评估、运动处方开具及入组后的运动健康干预等一系列操作，分析发现：在实施健身计划后，大部分入组人员的身体状况得到了改善。他们的体重、身体脂肪含量、BMI 等指标均有所下降，而肌肉含量和身体成分则有所提高，表明健身计划对于改善社区居民患者的身体健康具有积极的效果。体适能测试结果显示，入组人员在心肺耐力、肌肉力量、柔韧性和协调性等方面都有所提高，表明健身计划不仅有助于改善身体状况，还能够提高身体的适应性和运动能力。

四、项目实施效果总结

一是增强了社区居民的健康意识。通过开展健康讲座、发放宣传资料等活动，社区居民更加了解运动与健康的关系，增强了居民的健康意识。

二是增强了社区居民的体质。根据患者的病情和身体状况，家庭医生为其制订合适的运动处方，指导其进行科学锻炼，有助于增强社区居民的体质，提高其身体素质。

三是提高了慢性病患者的康复效果。针对慢性病患者或康复期患者，家庭医生制订相应的运动康复计划，帮助其恢复身体功能，有助于提高慢性病患者的康复效果，减轻其病情。

四是提升了居民对社区卫生服务中心的满意度。通过定期随访、满意度调查等方式发现，多数居民对“运动促健康家庭医生特色服务包”表示满意和认可，这有助于提升社区卫生服务中心在社区居民中的形象和声誉。

第四部分

优化服务方式

“行走的医院”
“互联网+”筑牢基层“医疗网”

山西省晋城市高平市

“行走的医院”是由中国农工民主党中央联络工作委员会协调中国国际投资促进会扶贫与发展委员会与中国初级卫生保健基金会中西部扶贫工作办公室等发起的医疗帮扶项目。该项目为基层医生配备智能化全科医生助诊包并提供完善的设备使用培训，赋能基层医生把优质医疗资源和服务背进百姓家里。同时，“行走的医院”配备“互联网+医疗”平台，整合专家资源及各级医疗机构建立医疗联合体，推动形成分级诊疗就医新秩序，助力实现“大病不出县、看病不出村”，有效助力百姓解决看病难、看病累等问题。高平市作为山西省首个医改试点县，积极开展“行走的医院”项目，用科技赋能基层，取得了积极成效。

一、主要做法

（一）一键呼叫为群众送医到家，让医院走到群众家中

一是配备全科医生助诊包。高平市医疗集团为全市100名村医配备全科医生助诊包。全科医生助诊包就是一间小小的医院，里边有智能超声、心电检测仪、便携式生化分析仪、医生工作站终端等医疗设备，可以开展B超、心电图检查、24项血液检测和11项尿液检测。村医到达就诊群众家中，可根据实际情况对群众进行相应检查，及时发现异常，必要时可直接联系市人民医院进行转诊，确保患者能够第一时间得到救治。

二是提供送医到家服务。 建设“健康 180”指挥中心，群众如有就医需求，只需扫描“健康 180”家庭医生上门服务二维码，进行一键呼叫或预约，村医便立即携带助诊包上门服务；或者拨打 180 专用号码，医疗集团“健康 180”指挥中心可实时响应，调配最近村医携带全科医生助诊包上门入户为群众进行诊疗。

三是诊疗信息数据实现共享。 “行走的医院”项目与日常慢性病管理、公共卫生、家庭医生签约等工作有效融合，对于出行不便的群众，村医可借助全科医生助诊包为其进行简单的体检，帮助筛查疾病，早诊早治。对于慢性病患者，村医可借助全科医生助诊包为其进行血压、血糖等日常监测，帮助患者更好地掌握自己的健康状况。村医在入户为群众进行诊疗后，可将检验检查结果实时上传至公共卫生系统，同步更新电子健康档案。信息数据共享，有利于为群众提供全流程全周期的健康管理。

（二）远程问诊实现专家面对面，推动优质医疗资源下沉

一是搭建远程信息平台。 以高平市医疗集团信息化建设为基础，“行走的医院”项目联通村卫生室、乡镇卫生院、高平市人民医院、北京医院，搭建远程门诊系统。

二是开展基层检查、上级诊断。 村医上门为群众进行检验检查以后，可将结果通过信息系统实时上传至市人民医院心电图室、超声室、检验科等科室，市人民医院医务人员收到消息提示后，会第一时间查看，并将检查结果反馈至村医。

三是开展远程会诊。 村医可通过全科医生助诊包的远程问诊系统为患者会诊，市人民医院医生可线上接诊，“面对面”交流。“行走的医院”项目每天提供 100 个北京三甲医院远程专家门诊号源，每周更新专家出诊表，基层医生可根据群众就诊需求直接预约北京专家，让群众在家门口就能看专家门诊。

四是加强村医服务能力培训。 为提高信息系统使用率，市人民医院还定期组织村医开展心电图、超声等操作培训，规范操作技能，提高使用效率。

（三）打通胸痛救治起跑“第一公里”，着力构建县域急救体系

一是提升胸痛就诊村级能力。 过去受限于设备、技术等原因，基层

医疗服务能力不足。“行走的医院”信息平台的搭建，为村医穿上了科技的“铁鞋”，可以及时发现群众身体异常，并协助转诊，让急危重症患者及时得到救治，充分发挥了健康“守门人”的作用。

二是构建县乡村胸痛救治服务体系。高平市人民医院胸痛中心通过基层版转标准版认证，成为山西省首家通过该评审的县医院。借助“行走的医院”项目信息化优势，下一步，市医疗集团将依托市人民医院胸痛中心，推动基层卫生院胸痛救治单元、村卫生室胸痛救治点建设，让更多胸痛患者及时得到救治。

二、主要成效

“让曾经的赤脚医生穿上科技的铁鞋”是“行走的医院”项目的初衷，全科医生助诊包的发放有效解决了基层村医缺设备、缺技术等方面的问题，切实推动优质医疗资源下沉，提升基层医疗服务能力和水平，打通分级诊疗“最后一公里”。自 2023 年“行走的医院”项目开展以来，村医入户诊疗 744 人次(其中通过“健康 180”下单 321 次)，转诊住院 15 人次，远程门诊联系北京专家 185 人次，联系市人民医院专家 45 人次，远程心电协诊 711 人次，远程超声协诊 22 人次；救治心肌梗死患者 9 人次，卒中患者 2 人，疝气患者 1 人，阑尾炎患者 1 人，五官科疾病患者 1 人，脑血管意外患者 1 人。2024 年，市医疗集团将推动构建更加紧密的信息医疗服务网，让更多群众搭上信息化发展的“快车道”，为县乡医疗机构一体化改革铺就一条快速路，为群众创造一个更加便捷高效的就医环境。

诊疗标准化　服务零距离
“行走的医院”走出城乡医疗服务
优质共享新路径

浙江省衢州市衢江区

衢州市衢江区山区面积占区域总面积的 70% 左右，60 岁以上人口占比 26%，山区库区（水库周围的地方）老年人群就医不便，优质医疗资源总量不大、下沉不畅等问题突出。近年来，衢江区坚持“以人民健康为中心”的理念，出台全国首个“行走的医院”地方标准，将“行走的医院”项目与乡村巡回医疗服务深度融合。“行走的医院”覆盖全区所有自然村，重点服务 5 万余名山区群众，辐射服务 40 多万衢江百姓，在实际运行中取得了良好效果。

一、主要做法

（一）进村入户、下沉资源，摆脱山区群众出行不便的困境

一是优质资源下沉乡村，实现看病更便捷。身体不便、路途遥远，是阻碍农村山区群众就医的“两座大山”。通过实施“行走的医院”项目，每个乡镇卫生院配备巡回医疗车或电动巡诊车，组建健康服务队直接开进乡村，群众不出村即可享受便捷的医疗健康服务。2023 年，累计上门诊疗 6 万余次。

二是优秀团队进村入户，实现健康有保障。通过实施“行走的医院”项目，群众只需通过电话或者微信公众号等方式预约，乡村医生就开着巡回医疗车、背着智能助诊包走进老百姓家里，针对常见病、基础

病、多发病进行初步筛查、诊断和一般治疗，并对诊疗结果提出健康指导建议，让群众足不出户即可享受就医拿药、健康随访、健康体检等优质医疗资源服务。2023 年家庭医生签约率达 57%、十类重点人群规范签约率达 89%、老年人健康体检率达 78%，与实施项目前相比分别提高了 14 个百分点、4 个百分点、8 个百分点。

三是优惠政策即时享受，实现看病更省心。交通费、挂号费、检查费、医药费是农村山区群众就医的“四大负担”。“行走的医院”项目实施后，村医免费上门诊断、50~100 个三甲医院专家号义诊，将优质医疗服务送到群众家中。老百姓不仅省去来回车费、专家挂号费、检验检测费等费用，还换来家人的省心和放心。同时，实行公立医疗机构检查检验结果互认共享、“两慢病”免费服药等惠民政策。2023 年以来，为患者减少支出 3 600 余万元，大大减轻了老百姓就医负担。

（二）重塑机制、打通末端，破解基层医疗资源不优的难题

一是构建巡回医疗体系，改善乡村医疗设施条件。深入推进规范化村卫生室建设，合理规划建设布点，投入 1 500 余万元，在全区建成政府办村卫生室 83 个。在此布局上，通过配置巡回医疗车、全科医生助诊包并搭载医疗智慧管理系统，完善乡村医疗设备配备，其中常规检查化验设备，可开展血液化验、超声、心电图等 30 余项检验检查服务，基本满足农村地区一般性巡回医疗、健康普查、公共卫生服务的需要，实现医疗资源可移动、可携带，累计开展检验检查 14 万余项（次）。同时，配有“行走的医院”系统、医院信息系统等平台，开展健康检查、远程门诊、公共卫生服务等功能运营调度，实现医保实时刷卡报销，极大优化支付流程、减轻就医成本。

二是完善全科医生制度，提升乡村医疗队伍素质。针对基层全科医生短缺等问题，实行“区招、乡管、村用”的用人制度，将基层全科医生下沉到村卫生室，已为村医队伍补充 78 人。以“行走的医院”为纽带，创新全科医生培养制度，加强与北京知名医院合作交流，选拔 7 名骨干医生赴相关医院进修。理顺全科医生管理体制，在聘用管理上，对基层全科医生优先安排编制；在拓宽职业发展上，增加基层医疗卫生机构中高级专业技术岗位比例；在薪酬待遇上，基层全科医生工资水平不低于区级医院同等条件临床医生，让全科医生安心、放心、称心。

三是搭建远程诊疗体系，提高乡村医疗服务水平。区乡村三级医疗机构接入“行走的医院”远程问诊系统，根据基础疾病村医诊治、复杂疾病区级医生诊断、疑难杂症三甲医院专家远程会诊的标准，实现不同医疗机构间互联、互通、互动。累计开展远程诊疗 3 000 余次，打通群众健康分级诊疗“最后一公里”。

（三）标准引领、系统推进，破解乡村医疗质效不高的症结

一是坚持特色发展，构建亮点鲜明新模式。立足衢江地域狭长、山区库区偏远的实际，聚焦城乡医疗资源要素下沉、乡村医疗卫生服务提质、城乡优质医疗服务共享，探索“行走的医院”+巡回医疗服务模式，实现基础医疗上门、医疗资源升级、远程诊疗有方。

二是坚持标准引领，打造规范管理新样板。基于工作实践和前期调研，衢江区深入实施标准化战略，探索发布全国首个“行走的医院”乡村巡回医疗健康服务地方标准，并计划逐步申请升级为省级地方标准和国家标准，为全省乃至全国树立标杆样板。

三是坚持结果导向，激发工作落实新动能。充分发挥考核的引导作用，制订团队管理、团队任务、服务质量相结合的考核标准，并将全科医生参与巡回医疗与职称晋升、年度评先评优、外出进修学习等挂钩，不断提高“行走的医院”医生工作积极性和主动性，确保“行走的医院”工作任务真正落到实处。

二、取得成效

（一）转变服务理念，变“群众跑”为“医生跑”

在所有乡镇卫生院和村卫生室配备巡回医疗车或电动巡诊车，老百姓预约后乡村医生背“包”上门服务，为群众提供现场诊疗、检查化验、健康普查等医疗健康服务，实现常见病的早发现、早诊治、早恢复。

（二）转变服务模式，变“在院诊疗”为“在线诊疗”

依托医生工作站终端，接入远程问诊系统，建立由二级、三级知名医院专家组成的远程医疗专家库，提升基层疑难病症诊治能力，免去患者

异地就医的艰辛，有效降低医疗开支，提升医疗服务。

（三）打通服务数据，变“多头检”为“检一次”

实现全区 24 家公立医疗机构检验检查结果互认共享全覆盖，减少了跨医疗机构就诊的部分重复检验 93 项、检查 180 项，实现简化就医环节、缩短等候时间、减轻就医负担的目标。

健康帮扶四剂“良方”
让群众更有“医”靠

山西省忻州市河曲县

近年来，河曲县坚持“人民健康至上”的发展理念，在持续巩固拓展健康扶贫成果的基础上，聚焦农村群众看病就医需求，推动优质医疗资源精准下沉，构建“户有家庭医生签约、村有巡诊小分队、乡有流动卫生室、县有义诊服务队”的“四有”医疗服务体系，为更好满足基层群众的健康需求提供了更高效、更全面的条件，织牢防止“因病返贫”的网底。

一、主要做法

(一) 加强组织领导，压实“三到位”工作责任

县委、县政府主要领导高度重视“四有”医疗服务体系建设工作，亲自部署、亲自推动。县医疗管理委员会成立工作专班，县卫生健康局作为牵头单位，成立以局长为组长、分管副局长和医疗集团院长为副组长、其他医疗机构和相关股室负责人为成员的组织机构，统筹谋划抓落实，实行统一领导、统一规划、统一管理，做到领导到位、组织到位、措施到位。县医疗集团、中医医院等县级医疗机构以及11个乡镇卫生院等基层医疗卫生机构全力配合，形成卫生健康部门牵头抓、专业机构包项抓、基层医疗卫生机构精准抓的联动模式。

(二) 突出全覆盖，构建“四有”医疗服务体系

河曲县组建家庭医生签约服务团队62支、巡诊小分队13支、流动卫生室11个、义诊服务队3支，形成覆盖县、乡、村、户四级联动的基层

医疗服务网。

一是“户有家庭医生”。把推进家庭医生签约服务作为保障和维护群众健康的重要途径，让“家庭医生”成为群众健康的“守护者”。县卫生健康局制定《河曲县家庭医生签约服务工作规范》，明确县、乡、村三级家庭医生签约服务团队人员组成、工作职责、服务对象。县卫生健康局协调县、乡、村医疗力量，从全县各级医疗单位中组建 62 支签约服务团队，服务覆盖 109 个行政村，服务对象 34 237 户 58 490 人。家庭医生签约服务包含公共卫生、慢性病管理、健康咨询、中医干预、政策宣传等综合服务。按照签约服务要求，对三类监测户、重大疾病患者、卧病在床的群众每月进行 1 次履约服务；对脱贫人口、四种慢性病患者和其他签约人群，每季度进行 1 次履约服务，签约率达 100%，实现应签尽签，并建立监测户健康帮扶台账。在严格落实家庭医生签约服务的同时，县卫生健康局建立定期与民政、医保、乡村振兴等部门进行数据比对和共享机制，同步做好“因病致贫返贫”动态监测和精准帮扶，持续推进基本医疗有保障全覆盖。

二是“村有巡诊小分队”。针对不具备村卫生室设立条件的 57 个行政村，由 11 个乡镇卫生院和 1 个乡镇卫生分院组建 13 支巡诊小分队开展巡诊服务。由各乡镇卫生院院长带队，具体负责统筹管理协调，巡诊小分队由相应的执业（助理）医师、护士、药师等人员组成，每队 3~4 人。每支巡诊小分队按月制订巡诊计划，对巡诊人员、巡诊时间、巡诊村进行详细安排，让群众的外出“寻诊”变为医生的轮回巡诊。在巡诊过程中，小分队配备心电图、血糖仪、B 超等医疗设备，随行携带不少于 60 种治疗常见病、慢性病的药品，向村民公开巡诊医生电话，每月到村巡诊 2 次，解决无村卫生室的行政村群众看病难、买药难的问题，也加强了慢性病患者健康管理与服务。

三是“乡有流动卫生室”。针对行动不便、有就医需求的群众，特别是脱贫户、监测户及四类重点慢性病人群，由 11 个乡镇卫生院各自组建 1 支“流动卫生室”，公开医疗热线电话，实行“随叫随到式”到户服务。乡镇卫生院固定医务人员，统筹车辆，随车配备便携式呼吸机、除颤仪、心电监护仪、氧气袋以及多种基本药品等，配备移动医保刷卡设备，方便患者在现场即可刷卡报销医疗费用。流动卫生室作为村卫生室和巡诊服务的补充和保障，确保每个村每天都能“见得到医生、看得上病、买得上药”。

四是“县有义诊服务队”。积极推动优质医疗资源下沉，由县卫生健康局牵头协调，在县医院、中医院、妇幼保健中心、精神病医院抽调临床经验丰富、群众认可度高的主治医师以上职称医生，涵盖内科、骨科、妇科、皮肤科、精神科、中医科等10余个科室，组建3支巡回义诊服务队，对全县11个乡镇分片包干，每个队配备常用药品、短缺药品、急救药品及常规医疗器械，逢周二、周五分别到所包乡镇1个行政村开展集中义诊，不间断进行，确保每年在每个行政村义诊服务1次以上，让群众在家门口享受到专家的诊疗服务，确保疑难病等得到及时医治，保障群众身心健康。

（三）健全机制，强化衔接配合能力

建立领导包抓和内部联动协调工作机制，县卫生健康局对家庭医生、巡诊小分队、流动卫生室、义诊服务队的工作进度采取“一日一报告，一周一研判，一月一通报”，建好四类工作台账，随时掌握工作情况；建立组织联动机制，各相关医疗单位“一把手”切实担当起第一责任人责任，明确任务重点，强化衔接配合，形成一套系统性、机制性的工作体系；健全日常监管机制，县卫生健康局不定期进行实地抽查、督促指导；完善考核评价机制，将“四有”队伍工作实绩纳入各医疗单位及医务人员个人年度考核；落实责任追究机制，对发现工作推进不力的医务人员进行谈话批评，并在一定范围内通报。

（四）加强保障，提升基层服务能力

各级医疗机构在提供医疗服务中的人员补助、车辆费用、部分物资损耗所需经费均由县财政纳入保障，而且保障全县210名在岗村医岗位补助足额发放。改善镇、村两级医疗卫生机构基础设施条件，为乡镇卫生院全部配备检验检查设备，推动基层检查检验结果与县医院结果互认。为村卫生室配备公共卫生厕所、冬季清洁取暖设备、健康随访服务包、制氧机等设施设备，村卫生室就医环境大幅改善。

二、主要成效

（一）有效补齐健康帮扶短板

河曲县适应乡村特点，推动医疗资源下沉，让医护人员由“坐诊”变“巡诊”，让城乡医疗服务从“差异”到“同质”，实现“患者不跑专家跑、患者不跑资源跑、患者不跑管理跑”医疗服务模式，补齐健康帮扶短板，有效提升县域特别是乡村医疗卫生服务水平，促进乡村医疗卫生体系健康发展，更好地满足人民群众卫生与健康需求，不断增强人民群众的获得感、幸福感、安全感，成为巩固拓展脱贫攻坚成果、同乡村振兴有效衔接的有益实践。

（二）有效保障群众身体健康

2023 年，家庭医生履约服务 40 545 户 69 098 人；村级巡诊小分队到村 908 次，派出医务人员 2 332 人次，服务 9 631 人次；乡级流动卫生室到村 266 次，派出医务人员 809 人次，服务 2 216 人次；县级义诊服务队到村 100 次，派出医务人员 428 人次，义诊 1 771 人次。随着健康帮扶的深入推进，县域内“先诊疗后付费”受益 2 542 人次，金额达 1 046.6 万元。县域内大病专项救治省定 37 种大病 1 801 人次，报销金额 737.1 万元，有效保障群众尤其是留守老年人的健康。

（三）有效普及帮扶政策

利用线上线下多种形式面向群众开展健康帮扶政策宣传，提高政策知晓率。利用各种宣传日、活动周、特殊节日，开展健康义诊、知识讲座、现场咨询等形式多样的宣传活动，营造良好的社会氛围。利用家庭医生签约服务，张贴政策明白卡，有针对性地开展健康巡讲、健康管理、健康指导、健康服务，宣传普及健康帮扶政策，让居民能够真正了解乡村振兴、健康帮扶的目的和意义，提升了居民的认可度和参与率，以实际行动打通健康服务“最后一公里”。

以“医保快递+”深化基层医疗保障服务

湖南省张家界市武陵源区

张家界市针对偏远山区群众看病难、买药难、报销难、办事难等现实难题，创新推出“医保快递”服务新模式。自 2022 年 5 月武陵源区试点“医保快递”以来，为参保群众开辟了一条医保经办“快车道”，降低了报销、办事、就医、购药的个人成本，大幅度提升了参保群众的获得感与幸福感，成为全省医疗保障民生实事亮点项目。

一、以“医保快递 + 医保经办”，有力延伸医疗保障服务触角

张家界市做优“村民群众动嘴、干部数据跑腿、医保快递上门”的经办服务新模式，进一步提升基层医保经办服务能力，助力打造“医保快递”升级，健全“群众点单、多方收单、医保派单、卫生室接单、‘快递员’送单”的闭环服务机制，切实实现“医保办理不出村、特殊群体有代跑、重点对象就医畅”。

一是延伸拓展相关业务。“医保快递员”提供上门办理、收取资料代办、3 日内反馈服务，从“代购代办”扩展至“全程代理”，承担 23 项医保政务服务事项。

二是进一步做好重点人群医保服务。重点关注“五老（老党员、老干部、老劳模、老军人、老教师）、三弱（残疾老人、孤寡老人、特困老人）、一慢（慢性病患者）”等群体，零距离暖心服务，点对点、面对面解决群众看病就医困难、医保报销不便的揪心事，以群众需求为出发点，确保服务群

众“一个都不能少”。

三是定制医保快递名片。明晰联系电话、代办业务、服务事项，群众医保快递名片在手，反映诉求、联系服务更加便捷高效。

四是提供医保快递线上服务。完善外出务工人员台账，建立“乡亲群”微信服务平台，“医保快递员”适时、快速、高效为乡亲提供代办、答疑解惑服务，医保服务由“窗口办”变“线上办”，彰显为民服务的张家界温度。

五是完善医保报销结算设备。给“医保快递员”配备手持式医保业务综合服务终端，给村级医保服务站和村卫生室配备桌面式医保业务综合服务终端，让就诊报销都能在群众“家门口”实现。

二、以“医保快递 + 医药机构”，积极探索三医协同发展路径

以“医保快递”为平台，加强村卫生室与村级医保服务站协同联动，促进市、区、乡（街道）、村（居）医保部门、医疗机构和医药企业相互融合，有效弥补乡村医疗保障服务短板。

一是建好基层服务平台。提质改造基层医疗卫生机构，相继建成 6 家标准化卫生院（社区卫生服务中心）。整合现有村级服务设施和资源，将医保服务站整合进村部便民服务大厅，配备医保业务相关设备，连接医保业务网络。改造村级医疗平台，配齐必要医疗设备，武陵源区行政村卫生室均开通门诊统筹医保定点业务，为群众、游客提供“一门进、一站式”服务。

二是建立三级配药补给机制。坚持“城区大药房 + 基层卫生院 + 村卫生室”三级联动，村卫生室依据“用药清单”，在武陵源区药品集中带量采购时上报，及时补充基本药物库存；确定定点协议医药机构作为重点关注群体非基本药物“补给点”，由“医保快递员”根据需求进行配送。

三是促进医疗资源和人才下沉。发挥医保杠杆作用，促进市人民医院优质医疗资源及医疗技术人才“双下沉”，基层医疗卫生队伍得到健

全、市区优质医疗资源得以共享，武陵源区医保普惠保障实现全覆盖。

三、以“医保快递 + 健康服务”，深入推进“健康张家界”建设

以“医保快递”切实推进“健康张家界”建设，让群众少生病、少住院，提高医保基金使用效益。

一是建立健康档案机制。采取“固定设施、流动服务”的形式，定期开展“医保快递员”走访、乡村医生巡诊“双入户”，共同为重点关注群体完善健康档案，动态更新“待办清单”“用药清单”。开展家庭医生上门签约服务，为基层群众提供用药指导和基本诊疗服务。

二是建立就诊“绿色通道”机制。为重点关注群体筛选优质医疗资源，根据病症联系定点市、区医疗机构，建立就诊绿色通道，及时为其提供相应治疗方案和医保经办服务，实现“小病不出门、服务到家门”。

三是建立疾病预防机制。针对基层群众年龄结构、慢性病情况及生活方式，联合医疗机构定期举办义诊、健康体检、知识讲座，开展四类慢性病筛查及随访服务，加强疾病预防，增强群众健康意识，让基层医疗服务从注重“治已病”到聚焦“治未病”。

四、以“医保快递 + 人才培养”，加快构建基层治理新模式

通过“医保快递”定期走访入户，面对面与群众交流，收集群众难题、提供服务咨询，让老百姓“足不出户”就能享受便捷的医疗保障服务，为民服务事项不断完善，细节不断优化，让群众真真切切感受到基层治理带来的实效。

一是加强筛选。按照村居推荐、乡（街道）审批、区医保局备案的程序，从年轻党员、村干部、医保专干中选优配强“医保快递员”。

二是加强管理、培训、考核。出台管理办法，定期培训、规范管理、强化保障、严格考核，让一批年纪轻、学历高、熟村情、肯干事的村支“两

委”成员或医保专干活跃在乡村，以“医保快递”搭建干群“连心桥”。

三是加强保障。落实村卫生室和乡村医生基本生活补助、运行经费补贴等七项保障待遇，为乡村医生队伍提供多途径发展平台和提升平台，稳定乡村医生队伍，留住基层医疗人才。

截至 2023 年年底，“医保快递”已为武陵源区参保群众组织 7 次义诊，经办代办业务 4 017 人次，落实医疗保障待遇 350 多万元，惠及武陵源区人口总数的 41%。参保对象向武陵源区医疗保障事务中心咨询政策电话同比下降 30%，村级医保服务站业务量同比增加 108%，山区群众在“家门口”就医购药同比增加 28%，每次就诊报销还能节省不少外出车费。“医保快递”既方便了群众，又减轻了群众就诊负担，提升了参保群众的获得感、幸福感、安全感。

第五部分

推进家庭医生签约服务

坚持“六个拓展”
推进家庭医生签约服务高质量发展

江苏省扬州市

扬州市紧紧围绕签约服务“六个拓展、三个延伸”，对家庭医生赋能、赋权、赋利，突出政策倾斜、内涵延伸、能力提升、网格布局、数智升级，持续推进和保障家庭医生签约服务高质量发展。2023 年全市常住人口签约率达 43.2%、重点人群签约率达 80.3%，分别较 2020 年提高 8.3 个百分点和 6.1 个百分点，首诊式签约和个性化签约率分别达 20.5% 和 13.1%，签约居民知晓率和满意度连续三年超 85%。

一、落实六个拓展，服务供给更加充足

一是向二级、三级医院，专科医师和民营机构拓展。在全市遴选二级、三级医院的医师成为首席家庭医生，组建全专联合团队，开展疾病分层分级签约管理。成立 199 个名医工作室、34 个联合病房，指导 20 个基层特色科室孵化中心建设。对专科医师以基层为平台开展签约服务的，每人每天发放 500 元额外补助，调动专科医师参与家庭医生签约服务的积极性。广泛吸纳门诊部、诊所等民营医疗机构提供签约服务，享受与政府办机构同等政策与补助。

二是向个人签约、灵活协议周期和传染病、慢性病共管拓展。鼓励家庭医生脱离团队独立提供签约，充分发挥家庭医生个人作用。全市建成 8 家基层卫生人员实训基地，紧扣“实用、实训、实效”目标，面向家庭医生开展 20 项基层适宜技术轮训，覆盖率达 100%，持续提升服务能力。

推广灵活服务协议，对慢性病患者提供长处方与3年签约服务协议，对特殊人群提供28天控糖包、3个月运动包等，并允许跨机构签约，让签约协议更方便、更高效。出台《公共卫生委员会工作指南》，明确二十条职责清单，将家庭医生与包保团队相融合，实现社区网格内传染病与慢性病共管共防。2023年秋冬季以来，家庭医生诊治呼吸道疾病患者的服务量占全市的81.5%(其中儿童基层就诊率达73.3%)，有效分流了患者。

二、建好三项杠杆，签约黏性逐步提升

一是善用医保倾斜杠杆。设立每人每年100元的首诊式签约服务包，签约服务费由基本公共卫生服务经费、医保基金、个人付费按6∶2∶2分担，2020年以来拨付医保基金2 170万元。城乡居民参保人员签约后享受医保“两升两降”政策，即“两病”基层门诊药品报销比例提高5%，普通门诊统筹报销年度限额提高100元、起付标准降低50元，门诊特殊病种起付标准降低100元。首诊在基层、逐级转诊的城乡居民医保，住院报销比例上浮5%(首次就诊达90%)，未经基层转诊的下浮10%，通过15%的极差，引导群众首诊在基层。

二是争取药品配套杠杆。全市20家农村区域性医疗卫生中心全部按照二级综合医院标准配备使用药品，县域医共体内统一用药目录、统一采购配送。

三是用足绩效激励杠杆。家庭医生签约服务费不纳入基层医疗卫生机构绩效工资总量，将不低于70%的签约服务费用于医务人员薪酬分配，考核后发放。家庭医生平均年收入增加1.1万元。

三、实施三维拓展，工作内涵持续延伸

一是拓展“首诊＋个性化”组合式签约。首诊式签约改变原有服务项目供给方式，转而提供基层首诊优惠政策倾斜，包含“免收一般诊疗费个人自付部分、提高医保报销比例、优先提供预约上门、家庭病床服

务”等 10 项优先优惠政策，优惠政策跨地区跨机构互认，运行 5 年间首诊式签约累计签订近 103 万人次，年均增长 40%。个性化签约以重点人群为对象，结合辖区居民多发疾病和基层医疗卫生机构特色科室、功能中心建设情况，采取“套餐服务包 + 点单服务项目”自选模式，服务内容涵盖诊疗、护理、检查、康复等项目，已累计签订 32 万人次。

二是拓展居家药学服务。在江苏省率先推行家庭药师制度，161 名家庭药师持证上岗并编入家庭医生团队，为基层群众提供居家药学服务。将家庭药师进家庭服务列入市委民生一号文件，建成 44 个家庭药师工作室，主要为服用 5 种以上慢性病药物、服药依从性差、经历药品不良反应 / 事件的患者提供药箱整理、用药咨询、服药评估等个性化服务。

三是拓展慢性病筛防模式。建设糖尿病并发症筛查、高血压靶器官损害筛查、慢性病运动干预“三位一体”的慢性病筛防中心，设立慢性病筛查服务包、并发症筛查服务包、运动干预服务包等，以签约服务为抓手提供全流程、全方位健康管理。全市建成慢性病筛防中心 8 个、糖尿病筛查工作站 17 个、基层慢性病运动干预中心 11 个，培养运动处方师 28 名、首席糖尿病医生 72 名，组建了一支医防协同的家庭医生团队。

四、建设三类阵地，网格定位更精准

一是将家庭医生嵌入社会网格。推行“人在格中、事在网中”的网格化管理，由家庭医生团队对口服务社会网格，吸纳乡镇老教师、老党员、计生专干和社工、义工等参与签约服务，组建志愿小分队，提高服务精准性和实效性。

二是规范建设公共卫生委员会。全市 1 408 个村（居）民委员会实现公共卫生委员会全覆盖，每年开展辖区常住人口摸底，建立人口数据台账，广泛宣传家庭医生签约服务，为基层医疗卫生机构上门服务、预约服务等提供便利，支持签约，做实基本公共卫生服务。

三是前移签约服务阵地。在未建有社区卫生服务中心（站）的城市社区及养老院、社区日间护理中心等功能社区布点建设家庭医生工作室，常规配备身高体重测量仪、健康一体机、中医体质辨识仪等设备，由家庭医生团队包干服务，每周固定至少一天提供建立健康档案、慢性病随访、用药指导等服务。全市建成城乡社区家庭医生工作室 143 个，其中 26 个获评江苏省星级家庭医生工作室。

五、打造四个平台，数智赋能增便捷

一是首创健康档案随身带。明确电子健康档案由家庭医生归口管理，实现跨医院病历资料、检查检验、影像资料的云存储，居民可通过“爱加健康随身行”小程序、“健康扬州”app 随时查询个人电子健康档案、体检报告和影像资料，方便检查结果区域互认，提高就诊效率。

二是支持移动签约履约。扬州市江都区建成移动家庭医生系统，打通医疗、公共卫生、家庭医生数据，系统外接蓝牙血糖、血压、心电监测设备，开通离线数据存储、在线数据互传功能，解决了部分村居信号不佳的问题，通过电脑端、家庭医生端、居民端三大端口实现家庭医生随时签、服务记录随时录。

三是引入智能辅诊系统。扬州市仪征市在省内率先上线使用嵌入基层医疗信息系统的融合版“智医助理”平台，基于医学认知和大数据智能推理技术辅助诊断，有力提升新上岗家庭医生的诊疗能力。

四是探索“互联网＋签约”服务。基于市级平台构建四大会诊中心，提供远程会诊、影像诊断、B 超、临床检验共享等 12 大类服务，家庭医生借助互联网医院为签约群众提供“云门诊、云会诊、云查房、云转诊”等服务，进一步提升签约服务质量和效率。

优化服务　完善机制
探索特大城市主城区家庭医生
签约服务新模式

江苏省南京市玄武区

南京市玄武区开展家庭医生签约服务较早，取得了较好的成绩，但是作为特大城市主城区仍面临一些困境，如优质医疗资源多，基层首诊率不高；主城区老龄化程度高，慢性病管理需求大；基层卫生人力不足，政策支撑不够等，导致"不知有约、签而不约、约而不优"等问题。近年来，玄武区结合特大城市主城区特点，建设以居民为中心、家庭医生为核心、团队为主体、平台为枢纽、联盟为支撑的工作机制，打造"全天候、全流程、全链条"的玄武家庭医生签约服务新模式，不断增强"机构 - 家医 - 居民"黏性，实现"签而有约、签而优约、健康共享"。

一、"全天候、全流程、全链条"，完善家庭医生签约服务模式

（一）提供 24 小时"全天候"服务

玄武区新建家庭医生服务平台，创建在线人数不受限的数字化门诊大厅，安排家庭医生 24 小时在线值班随时应答，签约居民随时可以通过手机享受到健康教育、用药指导、专家门诊、就医资讯和医保政策解读等服务。同时，设置 400-119-1011 家庭医生服务专线，全区签约居民通过这个号码就可以随时随地联系到自己的家庭医生。家庭医生服务

平台自 2023 年 10 月在兰园社区卫生服务中心启动试点，截至 2024 年 1 月累计链接签约居民近 3 000 人，在线解答居民健康咨询逾万条，远程专家会诊 100 余次，签约居民对家庭医生签约服务的满意度大幅提升，平台建设正在从试点向全区推广。

（二）提供慢性病管理“全流程”服务

设立标准化的慢性病管理门诊，诊前推广预约诊疗和精准分诊，通过一站式健康管理站，开展健康档案管理和随访服务，引导未签约居民完成建档，分流就诊，开展健康信息采集、体征监测等并同步上传至门诊系统。诊中由家庭医生和助理结合既往诊疗记录，提供诊疗服务、健康教育和个性化签约，为高龄老人提供一人一卡一号的签约服务卡。诊后由助理协助完成“一站式”眼底照相、颈动脉超声和糖尿病足检测等并发症筛查，同步进行现场健康宣教，并再次记录完善相关数据，由家庭医生团队对患者进行全周期闭环跟踪管理。

（三）提供双向转诊“全链条”服务

玄武区建立由区内 6 家三级医院和 11 家基层医疗卫生机构组成的区域医疗发展联盟，同时充分发挥医疗联盟和医联体作用，与省市 10 余家三级医院建立“订单式”转诊机制，确保上转有号源、检查有预约、住院有病床。上转，由家庭医生通过玄武智慧医疗平台发出申请，三级医院及时应答，短信通知家庭医生和患者，患者持短信在规定时间就诊，实现普通专家号当日转诊、知名专家号三日转诊。下转，区属 10 个社区卫生服务中心通过家庭病床、康复病房、全科门诊等保障后续健康管理。建立“云会诊”机制，诊疗过程中，为有需要的患者发起在线会诊，平台专家实时会诊，联盟内和省域内专家半小时内响应。

二、“强队伍、拓服务、优方式”，优化家庭医生签约服务内涵

（一）组建精品家医团队

根据居民需求，灵活组建中医、妇儿保健、药师、护理、康复等特色团队。团队中具备高年资的全科医生及三级医院专科医师，为签约居民提

供“全专融合”的家庭医生服务。基层医疗卫生机构人人参与，构建以全科医生（中医）为核心、其他专业人员为辅助的家庭医生团队模式。

（二）丰富签约服务模式

开展家庭医生组合式签约，由一名家庭成员完成整个家庭的签约工作。开展社区代签约，由社工或网格员帮助孤寡老人完成签约。开展中医“防治管康”、妇儿保健“9+1”等专科特色家庭医生团队签约，满足不同人群的健康需求。开展私人定制签约，根据居民家庭个性化要求，定制服务包。开展功能社区签约，针对企事业单位员工个性化需求，提供健康宣教、疫苗接种、中医保健等签约服务。

（三）做优基层首诊签约

落实首诊负责制，明确签约医生在首诊、接诊、分诊和转诊等方面的全面责任。居民选择基层首诊式签约后，其非急诊就医，均由首诊签约家庭医生负责，享有优先预约就诊、优先转诊会诊、优先住院检查、优先建档用档、优先保障长期处方用药、优先提供居家医疗的“六优先”便利服务。

（四）联创健康干预体系

携手街道社区织成“社区健康网”，由“网格员＋家医”联合团队提供健康科普、云药柜、家庭病床等便捷服务，为残疾人和失能老人提供入户服务。联合民政部门，聚焦重点人群，把“居家养老”升级为“居家医养”。联合教育系统，聚焦青少年学生群体，“家 - 校 - 医”联动干预健康。

（五）提升家庭医生核心能力

多渠道、多层次、全方位地打造家庭医生与签约居民的沟通能力，与上级医院的协调能力，与平行科室的互动能力，与团队成员的协作能力，以及自身的业务水平和执行能力，让家庭医生成为团队的核心和主心骨。

三、“重考核、强激励”，提升家庭医生签约服务积极性

（一）落实“两个允许”

南京市基层医疗卫生机构绩效工资水平可以突破事业单位绩效工资总量的 168%，在此基础上，对基层医疗卫生机构收支结余部分的 60%

再申请一次性增核，并对绩效结余额度进行全区统筹。

（二）健全考核体系

运用标准化工作量、信息化手段，对家庭医生团队的综合服务效价进行整体考核。围绕服务数量、服务质量以及服务效果等核心指标，科学设置评价体系，引导家庭医生签约服务工作由“数量导向”向“数量和质量相结合”转变。

（三）配套激励机制

对发挥核心作用、取得优异成绩、作出突出贡献的家庭医生团队长，给予物质奖励，并优先考虑评先评优、职称晋升、考编进编。

四、“赋权、赋能、赋力”，营造家庭医生签约服务的良好环境

（一）高位协调赋权

玄武区高度重视省级基层卫生健康综合试验区建设，将其作为推动基层卫生健康工作高质量发展的有力举措，书记、区长亲自挂帅担任组长，分管区长具体负责，高位运作强力推进，多措并举赋权落实，让家庭医生签约服务工作任务清单化、运行机制化、保障责任化，确保不折不扣逐项完成各项目标任务。

（二）高效联动赋能

政府层面，由区卫生健康局牵头，联合编办、发展改革、财政、人社等相关部门组成工作协调机制，围绕提高家庭医生薪酬待遇、职称评定等问题，为家庭医生赋“动力能”。联盟层面，深入利用区域医疗资源，多学科联动协作，多形式技术援岗，为家庭医生赋“专业能”。

（三）高质宣传赋力

全面立体宣传家庭医生签约的政策与服务，扩大签约服务知晓率，合理引导居民预期，为居民赋“信任力”。联合各层各界优质媒体，强力宣传家庭医生先进人物和典型事迹，培养放大玄武家医品牌，营造“我承诺我服务”的浓厚氛围，为家庭医生签约工作赋“影响力”。

建机制　优内涵　强能力
积极推进家庭医生签约服务高质量发展

浙江省绍兴市嵊州市

近年来，嵊州市聚焦基层家庭医生数量不足、工作积极性不高、医疗服务能力偏低、签约服务内涵不足等问题，着力做好家庭医生签约服务的保障机制、服务内容、能力提升等重点领域工作，构建家庭医生高效、连续的健康服务新模式，促进医疗健康领域实现共同富裕。

一、主要做法

（一）健全服务保障机制，推进签约服务高质量发展

一是优化签约服务管理，引导家庭医生成为基层群众健康“守门人”。针对基层群众自我健康管理意识不强、医患沟通不畅、重治病轻防病等问题，持续优化家庭医生签约服务管理，推进“以治病为中心”向“以人民健康为中心”转变。首先，优化签约服务模式。组建“1+1+N”签约团队，形成以家庭医生为核心的签约服务团队和以签约居民为核心的家人团队，根据签约服务包匹配签约团队成员，执行签约服务任务清单。其次，丰富签约服务内涵。利用医共体统筹基金等作为支援基层激励基金，引导医共体总院专科医生参与家庭医生签约服务，提供“一站式”全专结合服务，112 名医共体总院专家加入基层家庭医生签约服务团队，构建医防融合、连续服务和分级诊疗的协同机制。最后，完善筹资分配机制。拓展签约服务经费筹资来源，建立财政资金和医保基金共同分担的签约服务费筹资模式。具体分配方案纳入医保基金结算管理办

法，由医保部门和卫生健康部门联合提出分配建议。

二是探索医保门诊按人头支付，与签约服务相结合形成综合效应。基于医保基金“以收定支、收支平衡、略有结余”原则，在门诊总额预算管理基础上，突出激励引导作用，建立“结余全额留用、超支合理分担”的签约对象医保门诊按人头支付激励约束新机制，全面实施签约对象基本医保门诊按人头包干付费的门诊付费管理。设立签约服务激励资金 319 万元，以“多劳多得、优绩优酬”为分配原则，引导基层医疗卫生机构强化签约服务、注重健康管理、推进分级诊疗，有效防范选择性签约和选择性接诊。

三是优化医保基金预算管理，引导规范诊治、降低重点疾病住院率。结合签约服务、“两慢病”管理，进一步优化基本医疗保险基金总额预算管理办法，增加预留结算资金对慢性病门诊的支持，引导基层医疗卫生机构通过慢性病规范化诊疗和健康管理降低签约居民“两慢病”等重点疾病住院率，根据相应节约的基金，结合基金结余情况和预留金额度，酌情分配给对应的签约基层医疗卫生机构，鼓励基层开设慢性病规范化门诊，解除基层门诊基金支出增长顾虑。

（二）拓展便捷服务内容，提升签约居民就医获得感

一是多举措促进家庭病床服务。依托基层补偿机制改革、基层医疗服务价格改革和医保住院按疾病诊断相关分组（DRGs）结算管理，通过降低药品和检验检查价格腾出空间提高家庭病床巡诊费，由原来每人次 40 元提高到 100 元，纳入医保报销。按照每个当量 11.62 元、每床 4 个当量设置家庭病床建床当量指标，纳入财政补偿。将家庭病床纳入 DRGs 结算管理，医保部门按照具体情况提高点值标准。通过以上优惠措施，引导基层家庭医生为病情稳定、符合住院条件、需要连续治疗但本人生活不能自理或者行动不便的特定患者提供家庭病床服务。

二是全方位提供门诊惠民服务。结合基层医疗卫生机构补偿机制方案，分别将基层延时门诊和慢性病长处方服务工作当量提高到普通门诊的 2 倍和 2.5 倍，引导基层延长医疗健康服务时间。同时，为病情稳定的慢性病患者开具长期处方，方便基层群众就医，减轻就医负担。截至 2024 年 5 月，累计提供延时门诊服务 52.4 万人次，开具慢性病长处方 173.5 万张。

三是全覆盖提供送医入村服务。为进一步推进偏远山区医疗卫生服务均等化，出台《嵊州市巡回诊疗服务工作实施方案》，配置巡回诊疗车、医疗设备和结算系统，定期入村提供疾病诊疗、健康体检等服务，就医费用实时结算报销，深受偏远地区群众认可。截至 2024 年 5 月，已设置巡回诊疗服务点 20 个，累计服务山区群众 11 万余人次。

（三）借助政策改革优势，提升机构签约服务能力

一是强化紧密型县域医共体建设。发挥省级医共体信息化示范县优势，下沉优质医疗资源，提升基层医疗服务能力。按照"一院一品"的要求，在基层医疗卫生机构建立 15 个由市级医院学科带头人牵头的名医基层工作室，并定期开展服务、带教。建立全专科门诊 95 个，拓展慢性病一体化门诊、中医治疗等专业化服务 18 项。组建 10 个 5G 联合病房，开展远程联合查房、病例讨论和业务讲座。目前"中医馆"实现乡镇（街道）全覆盖，开展中医基层巡回门诊和远程中药审方，安排中医适宜技术推广项目 12 项。

二是优化基层医疗服务收费结构。市医保、卫生健康、财政等多部门联合推进基层医疗服务价格改革试点，出台《基层医疗卫生机构医疗服务价格改革方案》，下调药品和以检验检查为主的 592 个项目的价格，提高一般诊疗、护理、中医服务类等 135 个项目的价格，激励基层提升医疗服务范围和能力，优化收入结构，合理引导群众就近就医，提高基层就诊率。改革后基层医疗卫生机构开展的医疗服务类项目从改革前的 958 项增加到 1 170 项，医疗服务收入占比达到 23.9%，同比上升 5.4 个百分点，基层医疗服务项目年增收 1 300 余万元，增量部分通过降低药品价格得到化解，未增加居民和医保负担。

三是夯实村级医疗机构网底建设。探索将紧密型一体化管理的 111 家村卫生室纳入基层医疗卫生机构补偿机制改革范围，按每年每家 10 000 元的标准对正常运行的村卫生室予以基本保障补助，按照"多劳多得、优绩优酬"的原则，以每工作当量 6 元的标准量化购买村卫生室基本医疗和公共卫生服务，激励村卫生室家庭医生开展基本医疗和公共卫生服务。2023 年乡村医生人均补助从改革前的 20 000 元提高到 58 200 元。同时依托基层医疗服务价格改革，上调村卫生室一般诊疗费，由每人次5元上调到8元；上调技术服务性项目收费标准，中医非药物治疗项目收费如普通针刺（≤20个穴位）由原来每穴位3元调整到4.3元。2023年村卫生室平均每名家庭医生每年提高收入近万元，稳定了村级家庭医生队伍。

（四）依托数字化支撑，助力家庭医生签约服务提质增效

一是优化指标体系，强化数据支撑。协同医保、公安、民政等7个部门，归集人员身份、医疗、公共卫生等25项跨部门数据，贯通浙江省、绍兴市全民健康信息平台和4家市属医院、15家基层医疗卫生机构的17套业务系统，建立基础数据标准规范、字典目录和居民唯一身份标识，实现数据贯通，目前已采集数据1.07亿条，对数据库形成支撑。

二是深化数字家医集成，强化应用支撑。开发医生、居民、管理三端联动“数字家庭医生”应用，支撑家庭医生提供全周期健康服务。基于电子健康档案和医院信息系统应用基础，在医生端发挥电脑和手机各自优势并实现实时联动，扩展完善在线签约、任务提醒、多源慢性病发现及全周期管理、疫情防控、家庭病床、健康互动、综合管理等20余项丰富便捷的集成应用，支撑家庭医生主动、连续开展居民健康服务。在居民端提供居民个人签约协议及服务记录查看、诊疗信息查询、年度健康评估报告、健康互动等应用，并支持一键电话联系家庭医生，引导居民主动参与自我健康管理，促进医患互动，辅助提升基层健康服务效率、质量、可及性和群众满意度。

三是细化管理应用，提升治理水平。基于全民健康信息平台构建数据、应用交互中心，统一数据标准、统一字典目录、统一居民唯一身份标识，标准化采集业务数据，支撑协同医疗健康服务、精细化绩效考核分析、机构综合评价、医疗服务数据监测等工作开展，为卫生健康领域精密智控、精准施策提供有力支撑。

二、主要成效

（一）深化内涵，服务质量逐步提升

家庭医生签约服务有效促进基本公共卫生服务工作，基本公共卫

生服务项目工作当量增幅明显，慢性病管理相关指标明显优化，分级诊疗更为主动规范，居民对项目服务的可及性明显提高。截至 2023 年年底，全市高血压、糖尿病患者基层就诊率为 88.5%，同比增长 1.32 个百分点；规范管理率分别为 75.43% 和 75.51%；血压、血糖控制率分别为 79.44% 和 60.43%。常住人口签约率达 55.92%，十类重点人群签约率达 95.03%。

（二）转变观念，服务模式明显改善

通过多元数据集成应用、家庭医生与居民在线连接互动，建立了基层家庭医生数字化主动、连续健康服务新模式，变“居民主动找医生”为“家庭医生主动找居民”，有效提升家庭医生工作效率和服务水平。延伸了基层便捷医疗服务范围，拉近了家庭医生与社区居民的距离，减轻了患者和医保基金负担，辅助探索卫生健康领域共同富裕。截至 2024 年 5 月，累计建立家庭病床 234 张，提供上门巡诊 2 307 人次，家庭病床次均结算费用 2 485 元，明显低于基层普通住院次均结算费用(3 843 元)，患者及家属满意率达 100%。

（三）巩固能力，基层动能有效激发

在联动推进财政补偿机制、医共体、签约服务、“两慢病”、绩效考核、医疗服务价格、医保支付方式等多项改革过程中，有效调动了基层医疗卫生机构和医务人员的积极性，为基层提升服务能力提供了动力。截至 2024 年 5 月，嵊州市基层医疗卫生机构异地新建 9 家，创建市级特色专科 11 个，建成社区医院 3 家，达到“优质服务基层行”活动服务能力推荐标准 9 家，配备 CT 等大型医疗设备 9 家，配置磁共振 1 家。2023 年全市基层在编职工人均总收入达 19.33 万元；全市基层医疗卫生机构收入结构明显优化，收支结余 1 837 万元，形成医院得发展、基金保稳定、群众得实惠的和谐共赢局面。

“量身定制”
做好功能社区家庭医生签约服务

山东省烟台市福山区

近年来，烟台市福山区落实《烟台市福山区基层卫生健康综合试验区建设工作方案》（烟福政办发〔2022〕30号）有关要求，重点以企事业单位、产业园区等功能社区为单位深化开展家庭医生签约服务，进一步优化服务模式、丰富服务内涵，推动基层医疗卫生机构基本公共卫生服务、基本医疗服务“双提升”，实现居民个人、功能社区、基层医疗卫生机构、家庭医生“四满意”。

一、开展健康评估，做到“一机构一方案”

全面组织家庭医生签约服务团队以党政机关、企事业单位、产业园区、商务楼宇、学校、养老院等功能社区为对象，结合问卷调查、现场走访、重点人群随访等方式，对功能社区人群的健康状况及需求进行充分的调研评估，形成评估报告。家庭医生基于评估报告为功能社区“量身定制”个性化健康服务方案27套，做到“整体性签约、个性化服务”。

二、调整服务协议，做到“一机构一协议”

根据功能社区人群特殊的健康状况及服务需求，在原以居民个人为对象的“签约服务协议”的基础上，重新制定“功能社区家庭医生签约服务协议”。明确居民个人、功能社区、基层医疗卫生机构、家庭医生四方权利义务关系及服务内容，重点突出党政机关、企事业单位、产业园区、商务楼宇、学校、养老院等功能社区在为居民提供全生命周期健康服务中的义务。同时，将个性化健康服务内容纳入签约服务协议当中。

三、优化服务方式，做到“一机构一点位”

依托上级医院选派的 3 名“业务院长”、9 名“百名专家”及 26 名对口支援专家等人员，积极组建具备中级以上职称医生且全专结合的家庭医生签约服务团队 38 个，提升家庭医生团队服务能力。同时，根据功能社区的实际需求，积极设置“家庭医生服务点”，建立定期巡诊机制，为签约人群提供个性化服务。截至 2023 年年底，全区为签约功能社区建立家庭医生签约服务点 27 个，服务 1.2 万余人。

四、丰富服务内涵，做到“一机构一特色”

立足实际，围绕“防治管康”全周期医疗卫生服务需求，在原家庭医生签约服务包的基础上，结合乡镇卫生院（社区卫生服务中心）12 个特色专科，制定推出拓展性服务包，做到签约服务内容与特色专科相融合，实现家庭医生签约服务工作与基层特色专科业务共同发展。截至 2023 年年底，全区 10 个基层医疗卫生机构共设置拓展性服务包 12 种，包括中医药服务包、康复服务包等，并实行备案管理。以构建“工作信息化、设备智能化、服务标准化”健康管理综合服务模式为着力点，为家庭医生签约服务团队及村卫生室配备集在线签约履约、慢性病随访、在线建档等功能于一体的、数据实时更新上传的智慧化随访设备 120 套，以信息化之“智”，提升家庭医生签约服务之“质”。

五、扩充服务力量，做到“一机构一网格”

一是调整优化服务区域，做到服务区域融合。根据当前网格划分情况，在确保履约服务不断档的基础上，按照分片包干原则，调整优化家庭医生团队服务覆盖区域，确保每个团队的服务覆盖区域与网格相一致。

二是合理组建家庭医生团队，做到服务线下融合。在原110个"1+1+1+X"模式的基础上，将网格员纳入服务团队。网格员主要负责信息采集、宣传动员及配合家庭医生团队为居民提供服务；家庭医生主要负责为居民提供基本公共卫生服务、基本医疗服务及健康管理等。

三是推动数据互通共享，做到数据线上融合。依托城市大脑建设，借助网格化管理服务信息平台，在确保信息安全的前提下，家庭医生签约服务团队与网格员之间实现65周岁及以上老年人健康信息数据等互通共享，逐步形成"双向发现、家医报到、识别干预、及时转诊"的健康管理工作机制。

六、强化绩效激励，做到"一机构一制度"

一是强化经费筹集，做到签约服务资金有保障。签约个性化服务包按照平均每人130元的标准，确定资金筹资渠道，其中基本公共卫生经费列支25元，医保基金承担60元，财政补助25元，居民个人缴费人均20元。对于签约普通包的老年人，按照每人5元的标准从基本公共卫生经费中提取。拓展的服务包属于基本医疗部分，按医疗服务项目价格政策执行；属于自主定价的由双方协商确定。

二是强化考核评价，做到签约团队有激励。进一步强化续约率、治疗率、健康管理效果、签约居民基层就诊和经家庭医生转诊等方面的考核评价。评价结果同经费拨付、绩效分配等挂钩，原则上应将不低于70%的签约服务费用于家庭医生团队。

“六化”举措 推进家庭医生签约服务高质量发展

北京市西城区大栅栏社区卫生服务中心

为落实《关于推进家庭医生签约服务高质量发展的指导意见》(国卫基层发〔2022〕10号)等相关文件,大栅栏社区卫生服务中心以“抓重点、拓服务、提水平、广覆盖”为目标,通过细化组织实施、实化“六个拓展”、深化签约内涵、优化网格管理、强化医患联系、量化精准服务“六化”举措,积极增加家庭医生签约服务供给,强化签约服务内涵,推进有效签约、规范履约,健全签约服务考核激励机制,推进家庭医生签约服务高质量发展。

一、主要做法

(一)“细化”组织实施,打好签约服务基础

一是加强组织实施。持续完善《家庭医生签约服务工作实施方案》,按照方案要求有序推进家庭医生签约服务,并加强分层分级考评和质控管理。每日有专人对当日就诊未签约患者进行追踪;每月质控小组按团队进行综合考评,随机抽取重点人群档案,电话核实健康管理服务情况,针对存在问题及时反馈并监督落实整改;每月召开办公会专题分析研究签约服务工作,协助家庭医生团队解决困难,在科主任及月度医疗质量工作会上进行专项总结通报。

二是制定增值签约服务包。根据中心服务能力和群众需求,将脑健康、心血管、癌症筛查、经络检测及中医适宜技术等项目纳入增值服务包

内,不断满足多层次服务需求。通过制定签约增值服务包,为居民提供全生命周期全程服务,探索提供个性化服务、分类签约、有偿签约等多种签约服务形式。

三是加强签约团队服务能力建设。中心融合全科、中医科、妇保、儿保及精神科等多个科室参与签约团队,为居民提供集基本医疗、公共卫生、中医药与健康管理为一体的服务。同时每年选派骨干人员参加各级各类临床医生研修培训及全科医生转岗培训,提升服务能力。

四是完善考核激励机制。充分利用家庭医生签约服务费政策,每月每个团队抽查5份签约合同,电话核实签约真实性及档案管理等情况,将考核数量、质量和满意度转化成当量值,对家庭医生团队和相关人员兑现专项奖励,激发团队成员工作积极性。

(二)"实化""六个拓展",扩大签约服务覆盖面

一是由全科向专科拓展。利用区域医联体的资源,引进上级医院神经内科、急诊急救专科人才,在中心开设脑卒中和高血压专病门诊,经家庭医生转诊的患者优先在上级医院就诊、检查、住院,让居民在家门口享受到三级医院的优质服务。

二是由中心向二级、三级医院和公共卫生机构拓展。中心结合科室特色和专业优势,聘请医联体医院专病医生出诊、会诊、带教,参与家庭医生团队建设,提供健康教育、线上健康咨询、就医指导、定期巡诊以及互联网医疗等服务。

三是由公立医疗机构向民营医疗机构拓展。中心与辖区2家民营医疗机构签订《家庭医生签约服务合作协议书》,共同参与提供家庭医生服务,为有需求的居民和功能单位提供差异化、定制化的健康管理服务。

四是由团队签约向医生个人签约拓展。中心专病、专科、中医以及医联体上级医院的名医可以个人作为签约主体。

五是由固定1年签约周期向灵活签约周期拓展。中心改进协议签订方式,推广弹性化签约,根据患者需求将续约周期由1年延长至3年。

六是由管理单一慢性病向慢性病和传染病共管拓展。中心在做好辖区儿童、老年人、高血压和糖尿病患者等重点人群健康管理服务的基

础上，持续提高网格内传染病识别和应急处置能力。

（三）“深化”签约内涵，丰富签约服务内容

一是完善慢性病管理机制。为辖区慢性病患者制定个性化用药、饮食及生活起居指导等方案，对监测值反复异常的患者，提供预约转诊服务。对转诊人群开展跟踪随访，及时了解和掌握诊疗情况，针对转回患者，参照上级医院诊疗方案，为其提供连续性健康管理服务。2023 年双向转诊 1 185 人次。

二是丰富慢性病用药。对于中心尚未配备的慢性病用药，建立患者用药需求登记制度，利用信息化系统和登记本等多种方式开展用药登记，精准补充药品种类，做到百分之百登记、百分之百响应和反馈。2023 年完成缺药登记 61 人，较 2022 年增长 38.6%，缺药购药率达 100%。

三是做实长处方服务。中心为病情稳定且诊断明确、有需求的慢性病患者开具 3 个月长处方。2023 年开具 1 540 人次。

（四）“量化”精准服务，优化签约服务方式

一是开展功能社区签约。家庭医生团队深入社区、深入家庭、走访企事业单位、进学校、进军营、进工地，积极开展义诊、咨询、讲座等，全面提升家庭医生签约知晓率，对重点人群、养老机构、功能单位等实现应签尽签。

二是开展互联网签约。基于“健康西城”app，完善家庭医生信息系统，实现线上为居民提供签订协议、健康咨询、慢性病随访、双向转诊等服务。

三是开展重点人群签约。对行动不便、失能失智的老年人、残疾人等确有需求的签约人群，提供上门治疗、随访管理、康复、护理、安宁疗护、健康指导、家庭病床及“送药上门”服务。2023 年家庭医生服务共计 162 568 人次，上门服务 1 733 人次。

（五）“强化”医患联系，提高签约服务获得感

一是固化医患联系。签约居民就诊时，将患者定向分诊至家庭医生诊室，确保居民在就诊时享受到自己签约家庭医生的服务，使居民和家庭医生之间建立起长期稳定的联系，减少随机就诊比例，提高签约居民家庭医生接诊率。2024 年 1~5 月签约居民家庭医生接诊率为 65.64%。

二是改善居民就医体验。强化诊前自测、诊间治疗、诊后追访服务。开展 12 小时延时服务不停诊，满足患者就医需求。开通“健康通”手机 24 小时热线、微信、短信等点对点答疑、咨询服务。医保实时结算，缩减报销环节。实行分时段就诊、预防接种，减少居民候诊时间。设置优先服务窗口，打造无障碍设施，提供轮椅、饮用水、便民角等设施。

（六）“优化”社区网格，加强签约服务宣传

一是充分利用社区网格资源。中心协同街道、社区共同培养一批社工、家保员、校医等加入签约服务队伍。家庭医生团队进入社区网格长微信群，为居民提供医疗咨询、健康宣教、政策监督等。既协助社区网格员加强社区治理，又赢得居民信任。

二是多渠道开展签约服务宣传。利用门诊、义诊、讲座等各种机会开展签约宣传，促进主动签约。在签约居民医保卡上方粘贴签约医生的姓名及电话，而且将家庭医生团队公示在社区、楼门院口，方便居民及时联系自己的家庭医生。中心还通过传统媒体和网络媒体相结合的方式加强宣传，2023 年累计发放宣传材料 108 272 份，发放点对点短信 20 000 余条，健康宣教受益 84 625 人次。

二、主要成效

（一）家庭医生签约服务覆盖面不断扩大

通过不断探索、多措并举，结合家庭医生签约工作实际和年度工作目标任务，中心签约服务工作取得积极成效。截至 2023 年年底，中心常住人口签约率达 45.52%，重点人群签约率达 100%；家庭医生履约率达 80%，居民对家庭医生签约服务满意度达 95%。

（二）居民健康管理效果显著增强

通过家庭医生获得基本医疗卫生、健康管理、健康教育与咨询、预约转诊、用药指导、中医药“治未病”等服务，着力提高签约服务的感受度。家庭医生与签约居民建立密切的关系，定期主动联系签约居民，了解其健康状况，对慢性病患者进行定期随访、监测并提供有针对性的用药指导等，有效提升了健康管理水平。2023 年，高血压患者规范管理率

达 86.3%，较 2022 年同期增长 16.5 个百分点；糖尿病患者规范管理率达 87.0%，同比增长 16.4 个百分点。

（三）社区卫生服务中心影响力不断提升

中心通过家庭医生签约服务，推进辖区居民愿签尽签、能签尽签，稳步扩大家庭医生签约服务覆盖面，提升了中心在居民中的影响力。同时，通过提供多种形式的签约服务，满足了不同人群的诊疗需求，居民认可度和满意度不断提升，中心服务量不断提升。2023 年，门诊量 160 935 人次，比 2022 年增长 22.16 个百分点；业务收入 8 025 万元，比 2022 年增长 21.45 个百分点。

第六部分

加强健康管理

深化改革　优化服务
探索基层卫生健康管理“东营实践”

山东省东营市

作为山东省基层卫生健康综合试验区建设试点市，东营市依托紧密型县域医共体建设，整合县（区）域公共卫生、医疗服务资源，构建以村卫生室健康管理医师团队为前沿、基层医疗卫生机构为骨干、卫生健康信息化为支撑、公共卫生机构提供专业指导、医共体牵头医院或市内三级医院提供临床诊疗技术保障的“链网交织、全专结合、医防融合、连续互动、精准高效”的整合型县域健康管理服务体系，重塑职责分工明确、资源有效利用、信息互通共享、服务整合连续的全周期健康管理流程，确保重点慢性病人群就近享有公平可及、系统连续的医疗卫生健康服务。

一、主要做法

（一）体系重塑，夯实健康管理链网

一是聚焦高位谋划，党政齐抓共管。市及各县区均成立由党委政府主要领导任组长、分管领导任副组长，组织、编制、发展改革、财政、卫生健康、医保等部门主要负责人任成员的基层卫生健康综合试验区建设领导小组，定期召开联席会议。市委、市政府将综合试验区建设纳入市级重点考核指标和市委深改委重点督查内容，定期督导调度，建成慢性病健康管理纵向“指挥链”，有力推动综合试验区建设走深走实。

二是聚焦机构整合，凝聚发展合力。深化紧密型县域医共体建设，全市 5 个县区全部组建由县级公立医院作为牵头总院的紧密型县域医

共体，整合优化县域医疗卫生资源配置，立足“一家人、一盘棋、一本账”的管理目标，实施牵头总院党委把方向、医共体管理委员会定任务、各职能部室抓落实的“1+1+N”管理模式，形成了市 - 县 - 乡 - 村责任、管理、服务、利益紧密联系的医疗共同体，构建起慢性病横向“管理网”。

三是聚焦机构建设，实现提档升级。实施基层医疗卫生机构高质量发展专项行动，全部乡镇卫生院、社区卫生服务中心达到国家“优质服务基层行”基本标准，50% 以上的机构达到推荐标准，建成 3 家县域医疗次中心、13 家社区医院、88 个县级医疗质量控制中心。2023 年基层医疗卫生机构诊疗量占比达到 63.2%，实现基层就医环境、服务能力双提升，逐步夯实慢性病健康管理的专业网底。

四是聚焦系统联动，实现全面覆盖。完善“群众自治 + 专业支撑”基层公共卫生管理服务模式，在全市 40 个镇街的 1 895 个村（居）全部设立公共卫生委员会，推选产生公共卫生委员会成员 8 851 人，研究确定 4 大类 19 项职责清单，协助落实基本公共卫生、家庭医生签约、慢性病患者健康管理等相关工作，实现基层健康管理服务“全时通”，建立起慢性病患者常态化管理和应急管理动态衔接、专兼结合的基层服务网底。

（二）优化服务，健康管理连续互动

一是家庭医生签约服务助推健康管理。全市 26 家二级以上医疗机构、专业公共卫生机构与 56 家基层医疗卫生机构联合组建全专结合、上下联动的家庭医生团队 1 020 个，借助将医共体专家纳入家庭医生团队的优势，定期下沉基层开展查房带教、坐诊巡诊、健康教育赶大集、患者随访等慢性病健康管理工作，以“专家跑”代替“患者跑”，形成慢性病诊疗管理在基层、住院在上级的分级诊疗服务模式。采取抓好重点人群签约、推进家庭签约、拓展功能社区（机关、企事业单位、学校等）集体签约相结合的方式，通过分级分类、团队服务、协调连续的工作模式开展签约服务。2023 年，全人群签约率和重点人群签约率分别达到 57.11%、83.90%；与机关事业单位、学校、重点企业等共计 416 个功能社区完成集体签约，开展健康讲座 475 场次、义诊 799 场次，服务群众 105 092 人，家庭医生签约服务覆盖面和满意度不断提升。

二是一体化诊疗助推健康管理。757 家“三高之家、三高基地”等为“三高两重”人群提供主动、连续的一体化诊疗服务，基层医防融合逐步破题。目前，全市共管理高血压、糖尿病、高脂血症等慢性病人群 27.4 万人，三级医疗团队通过线上协诊和线下就诊、转诊，建立“六病”筛查 - 治疗 - 康复连续服务链条，实现一体化、个性化、精准化、规范化管理。加强医患双方联系互动，建立患者及高危人群自我管理小组 809 个，多渠道、多层次、多方式调动患者积极性。全市人均期望寿命增长至 81.37 岁，30~70 岁居民四类慢性疾病过早死亡率为 9.64%，较 2015 年下降 20.26 个百分点。

三是亲情化服务助推健康管理。建成 5 处医共体“中心药房”、5 处市域共享中药房，推行慢性病患者长处方、中药代煎免费配送等服务举措，有效满足了群众的用药需求。推行“一日挂号七天有效”、检查检验结果互认共享等举措，切实减轻群众看病就医负担。运用智慧化手段和自助就诊设备，全面推行预约挂号、家庭医生代挂号、门诊诊间结算、出院床旁结算等快捷服务，把住院处窗口服务功能、医保功能“搬进病房”“搬到护士站”，让“数据多跑路，患者少跑腿”。

（三）创新突破，激发健康管理活力

一是创新实施双向健康积分机制。率先探索“双向健康积分”制度，用积分形式记录居民健康行为和医疗卫生服务行为，居民获得的积分可兑换相应物品和健康服务，医务人员提供服务获得的积分与绩效工资分配挂钩，让居民每一次健康行为、医务人员每一次医疗卫生服务转化为可累积、可兑换、看得见的“真金白银”，实现医患双方健康管理的“双向奔赴”。截至 2023 年年底，全市所有基层医疗卫生机构已全部落实“双向健康积分”制度，累计参与积分居民达到 25.7 万人，逐步构建起“自我为主、专业指导、互促共进、共治共享”的居民健康管理新模式。

二是完善多层次保障体系。深化县域医共体医保支付方式改革，建立“总额包干、结余留用、合理超支分担”的激励约束机制，建立医疗服务价格动态调整机制，引导医共体将工作重心转移到医防融合、合理诊疗上来，主动控制医疗医药费用增长。提升门诊慢特病保障能力，职工门诊慢特病由 66 种扩大至 77 种，居民门诊慢特病由 57 种扩大至 72

种；将城乡居民“两病”门诊用药报销比例由 60% 提高到 70%，同时，将 42 种国谈药品纳入门诊慢特病单独支付范围。

三是信息化赋能健康管理。 建成、投用智能辅助诊疗数据中心，全市所有基层医疗卫生机构上线使用基层临床辅助决策系统和中医智能辅助诊疗系统，实现了在真实临床环境下，适时、全面、准确地为基层医务人员规范问诊、精准辨证、有效开方、合理诊疗提供智能化服务，已产生了 10 万余条辅助诊断数据，辅助开具中药处方 1 万余张，提升了基层诊疗服务水平，助力健康管理能力提升。

二、改革成效

（一）居民健康素养明显提升

通过实施“双向健康积分”“自我健康管理小组”等系列激励措施，慢性病人群全周期健康管理的质效明显提升，患者的生活方式明显转变，主要健康指标得到改善。2023 年，全市居民健康素养水平达到 33.51%，比 2022 年增长 4.61 个百分点。

（二）家庭医生签约率明显增加

2023 年，全市签约居民续约率达到 71.36%，全人群签约率和重点人群签约率分别达到 57.11%、83.90%，比 2022 年分别增长 3.11 个百分点、11.37 个百分点、6.90 个百分点。

（三）居民满意度得到提升

通过优质医疗资源下沉基层，不断优化完善服务流程，实现居民在基层即可享受连续、便捷、可及的医疗服务，基层首诊、双向转诊、上下联动的分级诊疗模式逐步形成，2023 年全市基层诊疗量占比达 63.2%，居民就医满意度和获得感进一步增强。

“小网格”发挥“大作用”
扎实推进健康管理单元建设

安徽省淮北市濉溪县

为进一步推进重心下移、资源下沉，濉溪县以紧密型县域医共体利益共享机制为核心，以重点人群签约服务为主线，构建网格化管理、信息化支撑、精细化服务的健康管理单元。通过建立有效的健康服务模式和健康服务效果评价机制，推动防、治、管、促有机衔接，形成“病前主动防，病后科学管，跟踪服务不间断”的结果导向型一体化健康管理服务新模式，打通基层卫生健康综合管理“最后一公里”，更好地满足群众日益增长的健康需求。

一、网格共管，变“单打独斗”为“协同共治”

（一）构建立体化网格体系

制定《濉溪县“健康管理单元”建设实施方案》，明确任务分解与责任清单，强化县镇村三级医疗机构上下联动和责任落实，进一步解决基层服务网底薄弱的困境，推动形成基层卫生健康协同共治的有序局面。以行政村和城市网格划分 232 个健康管理单元，乡镇卫生院公共卫生管理人员任单元长，负责单元全面管理工作；县镇两级医生任健康指导员，负责健康指导、业务培训、引导分级诊疗等工作；村卫生室成立“1+1+1”签约服务团队，以重点人群签约服务为主线开展健康管理服务。专业公共卫生机构管理人员负责公共卫生项目质量控制和效果评价；村居公共卫生委员会人员负责配合做好单元健康传播活动、健康促进行动等工作。

（二）构建科学化评价体系

建立以单元内居民健康素养水平、慢性病管理情况、基层就诊率、癌症早诊早治情况等核心指标为依据，以主要健康干预举措落实效果为导向的绩效评价体系。以全民健康信息平台系统提取数据为依据，由医共体管理中心牵头实施动态考核，推动基层卫生健康工作评价由“以工作量为导向”转变为“以结果为导向”，充分调动健康单元团队工作效率。

（三）构建共享化激励体系

构建以利益共享机制为核心，行政推动、机构主导、专业人员落实，以签约服务为抓手，以信息化支撑为保障的工作推进机制；医共体牵头医院和乡镇卫生院每年从县镇可支配医保结余资金份额中拿出不少于10%的资金，用于激励县镇两级参与健康管理单元建设的医疗卫生人员，具体拨付方案由医共体牵头医院制定；依托全民健康信息平台提取监测数据，对单元建设实施月调度、季点评、年考核，强化工作落实。

二、资源共享，变“有限帮扶”为“全面下沉”

（一）推动人员下沉

积极推进实施“一村一名大学生村医提升计划”，2023年累计录取148人，乡村医生定向委托培养17人；大力推动牵头医院健康指导员、乡镇卫生院单元长、疾病预防控制中心管理员下沉网格，县镇村三级医疗卫生机构共2 626名医疗卫生人员、2 325名村公共卫生委员会人员、3家专业公共卫生机构协同参与单元居民健康管理服务工作，切实增强村级服务能力，让基层群众在家门口就能享受优质服务。

（二）推动技术下沉

通过医共体牵头医院组织村医进修，2023年村医进修累计162人；依托项目资金支持，联合卫生健康行政部门、牵头医院、专业公共卫生机构等单位组建濉溪县域专家库，围绕慢性病管理、家庭医生签约服务、信息化应用、团队能力融合等健康管理单元核心业务组织单元团队培训，累计培训5 708人次；以智医助理赋能基层管理，为村医团队提供辅助诊断、慢性病管理、远程会诊、智能外呼等服务,2023 年智能外呼服务 193 万人次、辅助村医诊疗 248 万人次。

(三) 推动服务下沉

以重点人群家庭医生签约服务为主线,完善签约合作机制、推动签约服务下沉、优化签约服务质量。为乡镇卫生院统一配备移动签约服务车,建立家庭医生巡诊服务机制,为重点人群提供上门式、跟踪式、管家式的签约服务。组建县镇村三级参与、临床与公共卫生协同的一体化签约服务团队,以服务下沉深化医防融合。2023 年,医共体牵头医院对单元重点管理人群开展义诊服务 833 次,对血压、血糖控制不达标的 12 377 人进行上门服务指导;家庭医生签约服务 61.07 万人,重点人群签约服务 22.27 万人;全人群签约覆盖率达 65.59%、重点人群签约覆盖率达 84.79%。

三、信息共享,变“群众跑腿”为“数字跑路”

(一) 上下转诊一网共享

以紧密型县域医共体为载体,以健康管理单元为节点,依托“互联网 +”模式搭建县域医共体转诊信息平台,实现县镇村三级转诊线上线下一体化和转诊信息互联互通。单元团队对上转患者协助转诊对接,对下转患者做好跟踪随访,畅通上下转诊渠道,2023 年基层诊疗人次占比达 80.67%,县域有序就医格局进一步巩固。

(二) 健康档案一键直达

启动全民健康信息平台三期建设,持续推动县乡村医疗服务协同一体化信息支撑体系建设,打通信息壁垒,在居民健康档案中诊疗、公共卫生、医疗保障等居民健康信息应用场景全贯通。截至 2023 年年底,已为全县 95% 以上常住人口建立全方位、全周期的电子健康档案并逐步开放使用权限,累计已有 30 万余人次使用。

(三) 线上指导一呼即应

以单元重点人群为基础建立人数在 100~500 人之间、不同规模的管理微信群,通过微信群形式向重点人群及家属告知联系方式,推送当前最新医保政策、签约政策、接种信息和防病常识，提醒群众关注健康管理。建立医患双向互动的社群沟通机制，单元长及健康指导员在微信群内开展人员信息摸排、健康监测、健康指导、转诊引导等工作，动态掌握重点人群健康影响因素以及应急健康需求，想方设法帮助协调解决相关问题；群众也可以通过微信咨询单元团队，获取专业指导。

四、健康共促，变“重医轻防”为“医防协同”

（一）推进未病防控

通过单元网格化管理全面加强县域居民健康档案管理工作，做实辖区居民健康档案摸排核查，为辖区居民多层次健康管理夯实信息基础。2023 年，全县常住居民累计建档 85.08 万份，其中 65 岁以上老年人、高血压患者、2 型糖尿病患者、0~6 岁儿童、孕产妇等重点人群建档 26.29 万份。以健康传播和健康教育为抓手，强化单元健康宣教阵地建设，2023 年结合爱国卫生运动、疫苗接种工作、疾病预防工作开展健康宣教进村、进社区等宣传活动 6 次，组织中医健康义诊 10 次，发放宣传材料 1.3 万余份，推进源头防控，不断提高辖区居民“未病防病”意识。

（二）推进自主防控

2023 年 7 月，在百善镇道口村试点淮北首家健康超市，村民在“健康超市”建档后，通过定期到村卫生室测量血压、血糖、身高、体重等健康指标，线上线下参与健康知识培训、健康知识答题，阅读“健康濉溪”公众号科普信息等途径，获取积分，兑换相应分值的血压仪、控油壶、跳绳、板羽球拍等健康礼品，也可以用积分参与乡镇卫生院提供的体检套餐服务等一系列活动。通过兑换礼品服务的方式，实现村民健康管理由“被人管”到“自己管”的转变。

（三）推进慢性病防控

在慢性病“小包干”的基础上积极推动“三高”共管与“两病一体化管理试点”，探索建设智慧慢性病管理应用体系，通过试点投放 1 000 台穿戴式智能监测设备，实现对慢性病患者的动态健康监测和精细化管理，辅助家庭医生管理决策。依托信息技术支撑，深入推进慢性病门诊保障试点改革，做好慢性病患者分级、分层、分类管理。2023 年高血压患者血压控制率达 83.92%；2 型糖尿病患者血糖控制率达 72.18%。

随着健康管理单元的服务网络和服务体系初步建立，濉溪县基层医疗卫生服务供给能力持续优化，基层卫生治理体系进一步健全。**一是管理体制更加顺畅。**构建了政府主导、卫健牵头、部门合作、社会参与的县镇村三级共管的基层卫生健康综合管理模式，依托县级公共卫生管理中心和医共体牵头医院健康促进中心，明确职责分工，强化责任落实，完善了三级健康管理网络。**二是服务人群更加精准。**通过网格化管理和全民健康信息平台的应用，将辖区居民健康信息管理权限下放至单元，实现重点人群的精准摸排和分级、分类、分层管理，全面强化了居民健康信息监测与管理工作。**三是评价体系更加优化。**建立以健康干预举措落实效果为导向的绩效评价体系，推动基层卫生健康工作评价由“以工作量为导向”转变为“以结果为导向”。统筹公共卫生服务项目、分级诊疗、医保基金包干、政府人居环境整治等资金，将评价结果与专项经费拨付挂钩，进一步优化了评价导向作用。

创新国家基本公共卫生乡村两级绩效考核 提升基本公共卫生项目资金使用效率

福建省龙岩市连城县

近年来，连城县为提高国家基本公共卫生服务项目管理水平，推动基本公共卫生服务项目高质量发展，积极探索并创新基本公共卫生服务项目绩效管理办法，推进以资金全程预算为主线的管理模式改革，取得积极成效。

一、主要做法

（一）科学划分项目资金结构

对国家基本公共卫生服务项目资金进行全程预算特色管理，“三分法”将资金分为三部分：乡级、村级、家庭医生签约（含乡、村两级）。其中，乡级＋乡级家庭医生签约占总资金的60%，村级＋村级家庭医生签约占总资金的40%。各部分资金专款专用，互相独立。

（二）编制乡级项目经费预（决）算

出台《基本公共卫生资金管理办法》，核定资金支出范围，确定乡级成本项目。按12大类项目服务内容制定全流程子项目，核定每个子项目服务单价，结合任务数量，编制乡级公共卫生预（决）算资金总额，形成政府购买模式，实行年初核预算、提前预拨、年终结算。

（三）编制村级项目经费预（决）算

将40%的基本公共卫生资金列为村级预算资金，建立乡、村两级职责清单，厘清乡、村两级工作内容，明确村级工作内容奖分标准，确保权责相称。制定全县统一的乡村医生基本公共卫生工作考核办法及评价标准，乡对村考核后计算出村级经费奖分决算补助，由县卫生健康局复核，资金列入专项管理并于当年全部拨付。核定部分家庭医生签约经费给乡村医生，由乡镇卫生院结合乡村医生参与的深度和积极性发放，原则上全部发放给乡村医生。

（四）编制家庭医生签约经费预（决）算

家庭医生签约经费管理按基本公共卫生经费管理模式，以家庭医生签约服务内容为主编制预（决）算，核定基本公共卫生支付部分的家庭医生签约服务补助，医保支付部分按 1∶1 模式核定。制定全县统一的团队家庭医生签约考核办法，根据家庭医生签约工作内容核定参考奖分和单价，乡镇卫生院考核后自主发放团队家庭医生签约补助。家庭医生签约经费扣除服务成本后作为绩效工资增量全部发放给团队成员。

（五）分级考核“三审制”

由县卫生健康局组织医共体牵头医院开展项目考核，实行分级考核：即乡对村考核，县对乡考核，县对村复核。乡对村考核和县对乡考核每年 2 次，半年考核结果占 30%，年终考核结果占 70%。县对村复核每年 1 次，由县医共体牵头医院作为“第三方”抽取一定数量村进行评价，核验乡对村考核的准确性、真实性，核验结果纳入县对乡考核内容，省、市、县考核结果纳入奖惩范围。

（六）县级专科医师补充夯实

遴选优秀、高年资医共体牵头医院高血压、糖尿病、肺结核、妇产科专科医师加入基层家庭医生签约服务团队。发挥专科医师专科业务能力，参与并指导基层家庭医生签约服务。共享医共体牵头医院优质医疗资源，对高血压、糖尿病、肺结核转诊患者进行免费检查优惠，促进双向转诊形成，提升管理效率与家庭医生签约服务质量。

二、推进成效

（一）国家基本公共卫生服务项目质量得到提升

基本公共卫生服务质量不断提高，各项指标达到国家要求，其中基本公共卫生服务项目中完成难度最大的65岁及以上老年人健康管理率、高血压和2型糖尿病患者规范管理率，在实施精细化的资金全程预算管理后均有很大提升。65岁及以上老年人健康管理率从2017年的52.25%增长到2023年的75%，高血压患者规范管理率从2017年的69.3%增长到2023年的79%，2型糖尿病患者规范管理率从2017年的68.26%增长到2023年的82%，群众满意度和知晓率大幅提高。全县一般人群家庭医生签约率达58.2%，重点人群签约率达91%。2014—2021年连城县连续八年在全市基本公共卫生服务考核中获得第一名。

（二）乡、村两级医务人员积极性和待遇双提高

乡镇卫生院获得可观经济效益，更加愿意主动开展基本公共卫生服务。村医思想观念扭转，从认为补助经费“该是我的”向“干了才是我的”“干得好就能拿得多”的思维转变。乡村两级医务人员从事基本公共卫生积极性大幅提高，村医人均补助从2014年的0.9万元提高至2023年的3.2万元，提升村医获得感和成就感，保持了村医队伍稳定。

（三）基层医疗卫生服务能力得到提升

通过推进医防融合，医疗业务量获得较大提高。2023年医疗业务门诊量54.22万人次，同比增长5.66个百分点；住院量1.38万人次，同比增长42.54个百分点；医疗收入7 259.05万元，同比增长9.47个百分点，基本恢复2019年前最高水平。

三、经验启示

（一）政府购买，预算保障

以资金流向为指挥棒，用财权来引导和调动事权落实，体现业绩融合项目管理。建立全程预算，乡村两级经费专账管理，保障了基本公共卫生服务经费来源，让服务机构吃下定心丸。预算编制厘清了“钱从哪里来、花哪里去、账如何做的”的服务机构困惑，促进账、事、钱三者“糊涂账”变成“明白账”。预算让基本公共卫生服务从原来的负担性任务转变成可见的收益性项目，提高服务机构积极性，满足政府购买服务的

业绩融合要求，让政府满意。

（二）职责定位，分工明确

国家、省、市从未对基本公共卫生乡、村两级具体服务内容进行明确，只是要求将 40% 的资金与任务安排给村卫生室，具体乡、村两级谁做什么、要做多少没有明确，各服务机构能力也各有高低。为破解乡镇卫生院既是“运动员”又是“裁判员”的角色定位，连城县创新地建立乡、村两级服务机构职责清单“价目表”，明确各自工作内容和单价标准，厘清乡村两级责任与权利，“以奖代补”让服务机构知道该干什么、要做哪些事和如何得到补助，做到了权责对应、权责相称，大大减少乡镇卫生院和村卫生室因资金分配不明而产生的利益纠葛，提升服务机构参与感和获得感，让乡村两级服务机构成为命运共同体。

（三）考核校验，量质效挂钩

建立县→乡→村分级考核机制，对各服务机构的服务质量、社会效益进行督导促进。统一全县村级基本公共卫生考核办法和扣分标准，有依据可追溯，尽量消除了原卫生院“各有千秋”的村级考核方案中不公平不均衡因素，让村医明白质量的尺子在什么位置，心中有标尺。县总医院作为“第三方”对村级复核，检验乡镇考核公允度，避免“背后操作”的人为过严、过松现象。年终，各服务机构按任务完成数量结合质量考核结果计算应得的经费补助，量质效挂钩，让服务机构努力迈向“量多、质佳、补助高”道路，提高服务机构主观能动性，让以结果为导向的评价与资金支付充分融合。省、市、县考核结果纳入奖惩范围，鼓励各服务机构主动迎接上级检查，先进有奖，落后有罚。村级服务资料“一村一所一档”统一要求整理，为资金审计、巡察等上级检查提供了可追溯佐证。

（四）总院 + 分院，助力医防融合

医共体总院专科医师加入基层分院家庭医生签约服务团队，发挥县级优质资源作用，推进慢性病管理优质化。家庭医生签约服务团队有针对性地制订提升医疗业务量措施，如合理利用随访数据、体检数据，时刻掌握服务对象健康动态等，提升信任度，进而提高门诊量、住院量，增强服务机构经济“造血”功能。在门诊中动态新建、更新居民档案，提高档案使用率，让“生、冷”基本公共卫生数据短板转化为“热、活”的医疗行为。医防工作在推进过程中不断融合，不断互为促进，努力成为构建“管理一体化、机构标准化、服务优质化”乡村医疗卫生服务体系的关键环节。

立足后发展县域实际
建设高效精准的健康管理体系

广西壮族自治区防城港市上思县

2022年被纳入国家基层卫生健康综合试验区以来，上思县聚焦县域医疗服务供给不足、群众普遍存在“有病不知不治”及“病发离县寻医”等影响人民健康的主要问题，加快实施健康中国行动，深入开展爱国卫生运动，完善国民健康促进政策，创新社会动员机制，健全健康教育制度，强化重点人群和重大疾病综合防控，从源头上预防和控制重大疾病，建立以“健康”为中心的低成本、高效率、精准化的全民健康管理体系。

一、开展“医找人”，实现人群分类分级，让群众成为健康管理体系的提供者

上思县委、县政府为有效解决群众“有病不知不治”“病发离县寻医”的困境，在充分调研论证的基础上，立足于后发展县域实际，决定实施医防融合“医找人”行动，把传统的“人找医”转变成“医找人”，即将群众发病后自主寻医转变为医疗机构主动寻找患病未发病或“发病不自知”的群众，并实施健康干预，从源头上践行“以健康为中心”的理念。上思县通过研究分析近五年的县域疾病谱、县域死亡谱、医保消耗谱、县外就医谱，找出影响上思县人民群众健康的重大疾病，选定病种“四高四癌”和六种慢性病，由基层医护人员按照风险评分的形式对辖区内参保人群进行既定病种初筛，并按评分高低将群众分类为健康人群

和关注对象。关注对象经专家组综合评估，分类成健康、慢性病、高危三种人群。截至2023年年底，上思县完成人群普查25 987人，普查上转7 223人，乡镇卫生院接诊952人，乡镇卫生院上转379人，医院接诊122人，规范管理131人，普查覆盖率为68.27%。通过全民疾病筛查，上思县实现医生“坐等上门”和“主动敲门”两种医疗模式并行，精准把患者发现在基层、留在基层，逐步化解群众“有病不知不治”“病发离县寻医”窘境。

二、改革支付方式，实现医保分类响应，让群众成为健康管理体系的拥护者

群众参与健康管理意愿不高是推动医防融合的主要难点之一，上思县秉承“医保引导”是实现医防融合关键之举的核心理念，通过系列医保改革措施，降低群众健康管理付费，让群众成为健康管理体系的拥护者。

一是创新导入“地方高发病风险消除付费（RED）”和“重病发病早期健康管理付费（MES）”医保付费模式，推动医保付费关口前移，实现医保对居民全生命周期覆盖。针对“医找人”筛查出来的重点人群，依据病症程度实施医保分类响应，启动相应医保付费开展精准分类诊治，对地方高发病风险人群启动RED，对重病发病早期人群启动MES，符合住院指征的按病种打包付费住院治疗，并将预后人群纳入队列实施精准化健康管理。RED和MES模式的引入，把治病和防病结合起来，着力于解决医保付费重“医”轻“防”的问题，实现医保对健康管理费用部分覆盖，构建医疗、预防相互渗透、融为一体的大卫生格局。

二是创新建立“慢性病管理+重大并发症”打包付费模式，把医保付费引入慢性病管理，统筹医保结余留用基金和基本公共卫生服务项目专项资金使用，将传统单一的慢性病管理付费转变为“慢性病管理+重大并发症”的健康管理付费。针对县域常见慢性病，选取该病种一到两种重大并发症，把慢性病及其重大并发症打包，由医保机构按病种实施预付，由县医疗健康集团承接，破解慢性病管理“医防分裂”的困境，建

立“预防 + 治疗”新型慢性病管理模式。截至 2023 年年底，上思县利用结余基金支付 270.8 万元进行 RED 和 MES 两种付费模式探索，受益群众达 71 人。

三、创新动员机制，实现全社会全面参与，让群众成为健康管理体系的建设者

上思县是典型的少数民族聚集县，城镇化率低，群众受教育水平普遍不高，健康管理意识淡薄。为营造人人知晓健康、人人关注健康、人人倡导健康的良好社会氛围，上思县创新社会动员机制，充分利用全社会力量推动群众健康管理意识提升，实现健康管理体系全民共建。

一是构建干部职工健康管理培训教育制度。2023 年以来，对全县机关企事业单位在职干部职工进行健康管理工作培训 11 次，培训超 12 000 人次，通过健康管理培训和干部体检等活动带动健康科普。

二是落实“一网格两医护三干部”制度。把包村干部、驻村工作队员、村干部、乡镇卫生院医务人员和村医编进医疗卫生服务这张网，形成人人都是健康宣传员、人人都是健康守护者的氛围，全县 8 个乡镇共组建网格 157 个，建立包含 908 人的基层健康管理团队。

三是建立一把手健康责任制。结合爱国卫生运动，全县各单位主要负责人掌握本单位干部健康情况，增强干部健康管理意识和自我健康管理能力。

四是实行“管行业就要管健康、管业务就要管健康”。县内各行业主管部门、企事业单位，落实好干部职工职业病防治、疾病筛查与健康管理等工作。

四、建立专病队列，实现慢性病整合管理，让群众成为健康管理体系受益者

当前大量的医疗资源仍然集中投入在急性疾病和重症，对慢性病人群重视不够，慢性病管理主要呈现“六低三缺两差”的态势，即筛查率

低、知晓率低、诊断率低、控制率低、管理率低、个人支付意愿低，缺乏连续性医疗服务、缺乏非药物干预手段、缺乏高危人群筛查管理和人群健康意识差、自我管理能力差。上思县为推动慢性病管理科学化、制度化、规范化，引入整合型服务理念，将碎片化、单一化、低效化的慢性病管理实行整合，实施慢性病一体化管理。

一是建立整合型慢性病管理体系。确定需要管理的专病病种，将慢性病患者进行分类、分层、分级，形成专病队列；根据专病队列建立专病管理医护团队，统一专病随访规范，通过开展不同形式的患者活动，把患者培养成自己健康的第一责任人，让患者由医疗资源消耗者变成医疗资源的提供者，推动慢性病管理与基层社会治理融合发展，实现医疗、公共卫生、社会照护的资源整合，做实基本公共卫生服务、家庭医生签约、分级诊疗、医防融合。

二是开展“医养＋康养”结合健康管理。创新推出“医疗＋护理＋康复＋养老”一体化服务和单病种旅游式康养，形成“康养＋旅游”慢性病特色康养模式，为更多老人提供多层次、多样化的医养结合服务，实现老人“老有所养、病有所医”新格局。截至2023年年底，上思县组建了包含370人的慢性病管理医护团队，组织慢性病管理集中培训17次，纳入高血压、糖尿病等慢性病队列管理10 427人，随访25 095人次，组织开展慢性病活动14场，举办康养旅游活动4次，培养宣教患者260位。

慢性病综合防控示范区建设带动促进健康管理高质量发展

甘肃省庆阳市庆城县

2017 年 9 月，庆城县顺利通过国家慢性病综合防控示范区考评验收，成为庆阳市首批国家级示范区。近年来，庆城县以建设国家慢性病综合防控示范区为抓手，树立“大卫生、大健康”发展理念，建立起“政府主导、部门协作、动员社会、全民参与”的慢性病综合防治体系，改善健康环境，培育健康行为，营造健康文化，提高居民健康水平，实现慢性病防控由行业管理向综合治理转变。

一、坚持高位推动，不断健全保障机制

（一）不断加强组织领导

庆城县委、县政府把慢性病综合防控纳入经济和社会发展总体规划及政府工作报告之中，成立了由县政府主要负责同志任组长的慢性病综合防控工作领导小组，定期召开领导小组会议和联络员会议。建立由政府主导、多部门合作、专业机构支持的慢性病综合防控工作机制，制定下发《庆城县创建国家慢性非传染性疾病综合防控示范区复审工作实施方案》，与 37 个成员单位签订《庆城县国家慢性病综合防控示范区建设工作目标管理责任书》，进一步压实责任、细化指标、明确时限，确保慢性病防控示范区建设各项任务落实落细。出台《庆城县慢性病综合防控示范区建设工作联合督导方案》《庆城县建设慢性病综合防控示范区工作督导暨问责制度》，建立督导通报、信息沟通共享、

激励问责、质量控制等督导机制，围绕机制运行、任务落实等内容，组织发展改革、卫生健康、教育、市场监管等多个部门，每年开展 2 次联合督导。

（二）持续完善政策体系

将大健康理念融入所有政策综合考虑，制定出台《"健康庆城 2030" 规划》《关于全面推进卫生与健康事业发展的意见》《庆城县 2021—2030 年慢性非传染性疾病防治规划》等政策文件，支持和促进健康策略全面实施。健全完善医防协同工作机制，将县疾病预防控制中心纳入紧密型县域医共体成员单位，全面推行"防、治、管、教"四位一体的慢性病管理模式，在成员单位全部设立健康管理中心，全面推行慢性病管理"九步法"（健康教育、免费体检、疾病筛查、结果评估、健康处方、精准施策、康复指导、追踪随访、分类管理），不断健全分级救治管理机制。组建高血压、糖尿病、结核病、严重精神障碍县级防治专家组，以健康指导、动态监测、诊疗处置等为重点，着力提升慢性病管理的精准性和实效性。

（三）逐步加大财政投入

在县级财政极度困难的情况下，将慢性病防控经费纳入政府预算，先后完成慢性病防控基础设施建设、基本设备更新和防控项目实施。投资 8.38 亿元，完成县人民医院、疾病预防控制中心、妇幼保健院整体搬迁项目和县人民医院综合能力提升项目，建成胸痛、卒中、创伤等 5 个救治中心和心电、影像、检验等 5 个县域医学中心。投资 7 475 万元，完成 9 所乡镇卫生院提质改造、5 所乡镇卫生院数字化接种门诊建设和白马卫生院整体搬迁。投资 490 万元，购置 16 辆急救车。投资 1 580 万元，完成 153 个村卫生室标准化建设，51 个贫困村全部配备健康一体机。投资 853 万元，建成县人民医院、县疾病预防控制中心二级聚合酶链式反应（polymerase chain reaction，PCR）实验室。投资 2 300 万元，完成县人民医院信息化建设。累计争取东西部协作资金 1 354 万元，用于乡村医疗机构设备购置和村卫生室维修改造，全县慢性病防治基础设施得到极大提升。

二、强化科学引导，积极营造健康氛围

（一）持续加强健康宣传

多渠道、多载体、多层次进行健康知识宣教和健康行为方式引导，在县融媒体中心开设《健康庆城》《健康我做主》等专题栏目，引导群众树立健康理念，养成健康生活习惯。组织全县干部职工开展《黄帝内经》经典诵读活动，学习中医养生理念，培育健康生活方式。依托卫生健康主题节日及“三减三健”专项活动，每年开展健康知识宣传活动 50 余场（次），组织健康知识和技能培训 20 余场（次），累计发放各类宣传资料 300 多种、17 万册。积极组织团委、妇联、卫生健康委等部门，开通“庆城青年”“庆城妇女”“健康庆城”“庆城疾控”等微信公众号，定期发布健康促进、养生保健、慢性病防治等健康常识 300 期 640 多项内容。在文化广场、机关单位等公共场所设立固定宣传专栏和健康文化长廊，制作各类大型健康宣传版面 100 多块 1 500 多平方米，设置健康教育宣传栏 246 个，公园绿地健康提示牌 400 多个，实现了公共场所健康宣传标语、宣传栏、提示信息全覆盖。

（二）不断优化健康环境

在县城三角花园、北区广场、北出口等区域，打造“健康主题公园”“健康体验长廊”及“健康步道”。结合东西河道治理和古城墙加固保护工程，打造古城墙游步道等健康运动路段 3 条，方便群众开展健身运动。引资 8.4 亿元，建成与庆城岐黄中医药文化、周祖农耕文化相融合的药王洞养生小镇，被评为国家 4A 级旅游景区，成功入选全国乡村旅游重点村镇。启动建设以中药材种植、文旅康养、大健康为主的岐伯大健康城项目。投资 5 200 多万元，新建 60 个行政村“文化体育广场”，配足配齐体育健身设施，实现了全县行政村（社区）文化活动场地全覆盖。截至 2023 年年底，健身活动场所达到 54.14 万平方米，人均使用面积达 2.31 平方米，形成了县乡村 15 分钟健身圈。积极开展健康单位和健康家庭创建活动，成功创建健康机关（单位）42 个、健康餐厅（酒店、食堂）20 个、健康学校 21 所、健康社区

（村）70 个、健康家庭 510 户。

（三）积极开展健康运动

成立健身团体 60 个，培养健康指导员 425 人。每年组织开展周祖“岐黄杯”登山比赛、职工运动会、社区运动会等健身竞赛活动，组织干部职工参加全国“万步有约”健步激励大奖赛。在全县范围内推行工间操活动，编创岐黄养生操《攒元龙》，在干部群众中积极推广，促进运动健身常态化、生活化。

三、实施全程监管，全力提升服务能力

（一）全面开展健康体检

自 2009 年开始，庆城县对辖区常住居民建立健康档案，免费开展健康体检，将筛查出的 65 岁及以上老年人和患有高血压、糖尿病、严重精神障碍患者纳入规范管理，每年免费开展健康体检。2018—2023 年，全县 65 岁及以上老年人健康体检率从 57.7% 提升到 93%。将中小学校、幼儿园学生的健康体检纳入常规工作，2023 年组织学生健康体检 29 533 人，体检率达 93.1%。制定印发《关于加强干部保健工作的意见》，推行机关企事业单位职工每两年体检制度，2023 年全县 372 家机关事业单位开展健康体检 279 家，单位体检覆盖率达 75%。

（二）规范开展慢性病管理

开展“基本公共卫生服务项目提质增效”专项行动，将老年人和慢性病患者等重点人群健康管理作为重点。截至 2023 年，健康管理 65 岁及以上老年人 28 405 人、健康管理率达 91.4%；规范管理高血压患者 24 099 人、规范管理率达 93.4%；规范管理糖尿病患者 4 575 人、规范管理率达 93.3%。组建由市、县、乡、村四级医务人员和各乡镇健康专干组成的 161 个家庭医生签约服务团队，为辖区内老年人、慢性病患者等签约居民提供基本医疗和健康管理服务，共签约重点人群 70 942 人，签约慢性病患者 24 005 人，总体签约率达 69%。居民健康素养形成率由 2014 年的 12.8% 提高到 2023 年的 21.3%，慢性病知识知晓率达到 65.03%。

（三）中医药融入慢性病防治

在县岐伯中医医院建立中医适宜技术推广中心，在 21 个乡镇卫生院（社区卫生服务中心）建成中医馆，县、乡、村一体化中医药服务网络体系不断健全。中医专科医生参与家庭医生签约服务，提供针刺、艾灸、推拿等中医适宜技术，进一步规范高血压、糖尿病等重点慢性病患者的诊间随访，全面融入慢性病管理。2023 年，开展 65 岁及以上老年人中医药体质辨识 28 405 人，中医药健康管理率达 91.4%。编印《中小学岐黄中医药文化知识读本》《中医启蒙三字经》《中医健康养生保健歌诀》等书籍，引导中小学生和广大居民诵读中医药经典。举办“中医药健康你我他”大型科普宣传及中医药进基层义诊咨询活动，为辖区居民免费发放健康工具包 6 万余套，为乡镇卫生院、村卫生室发放中医适宜技术诊疗包 173 套，充分发挥中医药在慢性病预防、保健、诊疗、康复中的优势作用。

（四）信息化赋能慢性病防控

抢抓全市区域信息一体化示范工程建设机遇，建立了全行业机构数字化、资源网络化、监管一体化的全民健康信息服务新体系，实现了居民健康档案、慢性病监测数据的信息化监管和调阅。依托县域医学中心和远程会诊平台，县乡医疗机构之间实现了影像、检验、心电等检查检验结果互认共享，“乡检查、县诊断”的诊疗服务模式运行更加顺畅，极大缩减了慢性病患者的候诊时间，提高了诊疗效率。

（五）切实加大慢性病救治保障

严格落实《庆阳市城乡居民基本医疗保险门诊慢特病管理经办规程》《庆阳市城镇职工基本医疗保险门诊慢特病待遇管理经办规程》等文件要求，将高血压、糖尿病等慢性病纳入医疗报销门诊补偿范围，不设起付线且将报销比例提高到 70%，对贫困慢性病患者医疗报销住院费用报销比例提高 5%，将贫困患病人口享受大病保险起付线由 5 000 元降至 3 000 元。县总工会为全县干部职工购买住院医疗互助保障，减轻干部职工住院负担。同时，为辖区居民购买大病保险，为重大慢性病患者、残疾人、流动人口、低收入等人群提供医疗救助资金保障。结合严重精神障碍管理治疗项目，对经济困难的严重精神障碍患者实施药物治疗补助，切实减轻慢性病患者就医负担。

四、发掘特色优势，药食同源助力健康理念升级

（一）以苹果产业“蝶变”助力大健康

药食同源在庆城县有悠久历史，《黄帝内经》记载，“（苹果）用之充饥则谓之食，以其疗病则谓之药”。近年来，随着苹果产业的全面壮大和提档升级，庆城县积极探索药食同源内涵，倾心打造“好吃、好看、营养、安全”的优质绿色果品，苹果防治心血管疾病、降血压、降胆固醇的营养保健优势得到充分展现。**一是加大优质品种研发力度。**依托西北农林科技大学庆城苹果试验示范站专家团队优势，改变传统苹果苗木繁育方式，建立苹果脱毒苗木繁育体系，提升果品质量。**二是加强苹果科学栽培管理。**推行“土壤免耕旱作、肥水一体化管理、病虫害绿色防控”等先进技术，提升庆城优质绿色苹果产业的营养价值。**三是开展生态采摘体验。**将苹果、草莓、葡萄等农产品采摘与乡村旅游相结合，鼓励和吸引广大群众开展生态采摘活动。

（二）以黄花菜食药价值解密健康密码

现代医学研究表明，黄花菜含有丰富的优质蛋白质，提供人体必需的 18 种氨基酸。同时，黄花菜作为一种“药食同源”植物，庆城县从栽培、烘干、食用到药用，对其开展了一系列积极探索，取得了显著成效。**一是创新栽培和烘干技术，提升黄花菜菜品质量。**研发出旱地黄花菜双色地膜垄沟转换高产栽培技术和黄花菜杀青烘干新设备，实现了黄花菜就地加工和杀青、灭菌、干燥一次性完成。**二是创新菜品，挖掘黄花菜营养价值。**将“药食同源”的食养健康理念融入黄花菜系列菜品研发，使黄花菜系列菜品登上各大酒店菜谱。**三是加强临床运用，发挥黄花菜药用价值。**为充分发挥这一地道中药材在治疗抑郁症、高血压、高脂血症、恶性肿瘤等疾病方面的药用价值，庆城县组织中医专家研制黄花菜系列方剂 20 多个，供医疗机构和群众学习参考。

（三）以综合干预管理护航老年人健康

坚持把推进健康老龄化作为建设健康庆城的一项重要任务，不断探

索老年人慢性病综合防控新模式，开展“膳食＋运动＋积极心理学”综合干预，满足老年人健康需求，稳步提升老年人健康水平。**一是营养膳食干预。**广泛宣传减盐、减油、减糖、健康口腔、健康体重、健康骨骼“三减三健”健康生活方式，结合免费健康体检和家庭医生签约服务，指导老年人养成健康饮食习惯。**二是心理学干预。**建立心理调适干预队伍，积极开展心理调适干预，进一步降低老年人慢性病发生率，提升老年群体的幸福指数。**三是养生运动干预。**在全县范围内普及推广岐黄养生操《攒元龙》，并组织社区志愿者定期传授“太极拳”和“八段锦”等养生运动项目，引导老年人树立自主健身意识。

第七部分

促进医防融合与医养结合

推进医防融合标准化改造
全力打造基层慢性病健康管理全周期服务

重庆市江津区

为贯彻落实好“以基层为重点”的新时代党的卫生与健康工作方针，不断推进优质服务向基层延伸，重庆市江津区以推进医防融合标准化改造为切入点，实施“353”工作法，即推进三个融合、建立五大机制、落实三大保障，创新服务、管理、支撑新模式，完善服务内容和服务内涵，健全服务体系，提升服务能力，为辖区居民提供有特色、有内涵、有温度的全方位、全生命周期的基本医疗与健康管理服务。

一、主要做法

（一）推进三个融合，创新全生命周期服务新模式

一是医防流程融合。以全过程、全周期健康服务为着力点，在遵循科学医疗流程基础上，建立“两部一馆一专区”（全科医学部、妇幼健康部和中医馆、专科服务区）服务新模式，在全科医学部创新设立慢性病管理中心和专家工作站（室）。优化医防融合服务新流程，打破传统的“挂号→候诊→就医”医疗服务流程，再造“登记 / 挂号→健康服务→分诊→就医（康复）”新流程，形成预防、医疗、康复一体化健康服务链，为患者提供诊前、诊中、诊后的全流程、便捷化、高效性服务。

二是医防人员融合。调整基层医疗卫生机构人员配置，以适应公共卫生和医疗融合发展所需，组建公共卫生人员、临床医务人员一体化的家庭医生签约服务队、健康体检队、巡诊医疗队、临床诊疗队 4 支团队。

建立临床医务人员参与公共卫生工作、公共卫生医师参与临床服务的工作机制。

三是管理机制融合。构建经费保障、资源共享、绩效考核一盘棋的工作体系。承担公共卫生工作的临床科室将公共卫生服务部分经费下沉到团队，团队效益受到基本公共卫生服务、家庭医生签约服务、基本医疗等绩效考核指标的影响，激发基层人员活力。实行医防保融合管理，开展“两病”（高血压、糖尿病）门诊用药保障服务试点工作，建立看病就诊、健康指导、医保结算一体化的医防保结合机制，实现在“家门口”慢性病“一站式”门诊服务全覆盖。

（二）建立五大机制，探索全流程闭环管理新模式

一是分类分层管理机制。在做好基本医疗、基本公共卫生服务均等化的前提下，根据人口分布、时空半径、就医流向和区域经济社会发展实际，对全区基层医疗卫生机构开展体系化重构。以“医共体”建设为抓手，纵向建强“3+30+3”服务体系（即3个医共体打通30个基层全科医学部，同时建强中医骨伤、妇幼、眼科3个专科联盟）。将卫生院分成3个等次（区域医疗卫生次中心、甲级卫生院、一般卫生院），实行差异化发展，成立两大区域医疗卫生次中心、10个甲级卫生院、15个一般卫生院的三类层次化差异化发展布局，推动优质医疗资源下沉。

二是重点学科建设机制。制定《江津区临床重点专科和基层特色专科建设工作方案（试行）》，每年安排500万元资金用于临床重点专科建设。发挥医共体牵头单位龙头作用，实施区级医疗单位“反哺计划”，鼓励医共体牵头单位在基层建立专家工作室（站），组织区级医院专家定期到基层坐诊、查房并开展业务指导，推动基层医疗卫生机构特色专科建设。目前全区建有国家级重点专科2个，市级区域性重点学科6个，市级重点（特色）专科21个，市级基层特色专科3个，市级公共卫生重点专科1个。

三是区聘镇用人才下沉机制。完善考核评价机制，做实晋升、晋级、支医制度，制定“区聘镇用”实施方案和绩效考核办法。下派59名（10余个专业类别）医疗业务骨干，8个中心卫生院儿科、外科、口腔科、血透室、胃镜室等实现从无到有，从有到优。14家基层医疗卫生机构配备

CT 设备并具备诊疗能力。

四是公共卫生专员机制。健全公共卫生专员、联络员派驻制度，发挥区域医共体“上下联动”的整体优势，派出 34 名公共卫生专员和联络员，建立社区疾病预防控制片区责任制。强化村卫生室人员公共卫生服务能力和传染性疾病发现能力培训，充分发挥公共卫生网底功能。

五是考核联动机制。建立家庭医生补助费用联动内部考核激励机制，以家庭医生签约人群在本辖区基层医疗卫生机构住院率、满意率，群众服务率，以及医防保巡诊团队考核结果等作为家庭医生团队签约补助经费的重要参考，有效促进公共卫生服务和基本医疗服务有机融合。

（三）落实三大保障，构建全要素政策支撑新体系

一是组织保障。2022 年以来区委常委会、区政府常务会聚焦引导优质医疗资源下沉、构建双向转诊机制等关键环节，研究出台公立医院高质量发展、“区聘镇用”、中医药高质量发展等 10 余个政策文件。

二是财政保障。近三年全区共投入 10.2 亿元补助基层医疗卫生机构。每年投入 1 000 万元用于公立医院改革，建立 300 万元的资金池用于“区聘镇用”人才激励保障，设立 500 万元中医专项资金，为基层医疗卫生事业发展注入了强劲动力。

三是人员保障。成立深化“两病”门诊用药保障服务试点工作领导小组和“两病”门诊用药保障服务工作巡诊医疗队。常态化开展支医工作，建立 3 个专家巡诊指导小分队，建立区级救治力量下沉驻点指导机制，解决边远地区群众就医问题。根据卫生院分级分层管理，对区域医疗次中心、甲级卫生院在编制总数、岗位结构、专业结构、绩效工资总额控制等方面倾斜并动态调整，有效推动分层分级管理。

二、改革成效

一是群众获得感明显提升。通过优化服务流程、提升服务能力，重塑县乡村一体的服务体系，为群众提供全流程、全生命周期的健康管理服务，群众就医可及性、获得感得到提升，全区门诊患者满意度达 89.54%，住院患者满意度达 92.5%，同比分别提升 2.32 个百分点、1.7 个百分点。

二是基层诊疗呈现“三升两降”。2023年，基层诊疗总量为350余万人次，同比增长32.7%；床位使用率达66.95%，同比增长3.2个百分点；业务收入达4.6亿元，同比增长4.5%。门诊次均费用384元，同比下降5.91%；住院患者次均费用7 419元，同比下降4.88%，群众看病负担有效减轻。

三是公共卫生服务提质增效。健全三级公共卫生管理网络，镇街成立公共卫生领导小组30个，各村(居)成立公共卫生委员会301个。夯实三级公共卫生服务体系，配备专(兼)职公共卫生人员1 500余人，实现公共卫生管理、服务全覆盖。全区基本公共卫生服务覆盖率达94.2%，居民健康档案覆盖率达96.9%，高血压、糖尿病健康管理率均达100%。

四是居民健康素养全面提升。开通《津医面对面》《妇幼大讲堂》等直播栏目，利用江津发布、健康江津、江津疾控等新媒体平台，推动名医、名科云端与群众见面，健康江津微信号粉丝达3.5万+。组建“健康小喇叭”宣讲队30余支，深化健康知识进社区、进院坝。居民健康素养水平提升至30%，人均预期寿命达79.87岁。

建立“1234”工作机制
全面推动医防融合提质增效

福建省龙岩市长汀县

福建省龙岩市长汀县作为国家基层卫生健康综合试验区，坚持以人民健康为中心，围绕“大卫生、大健康”的理念，着眼“一统领”，打造“双闭环”，实施“三保障”，紧扣“四重点”，建立“1234 工作机制”，全面推动医防融合提质增效，基层防病治病和健康管理能力得到显著提升。

一、主要做法

（一）着眼“一统领”，推动医防融合“上轨道”

以家庭医生签约服务为统领，将医防工作融入家庭医生签约服务，实现防病、治病深度融合。

一是制定家庭医生签约服务规范。出台《长汀县家庭医生签约服务规范》，规范家庭医生签约服务范围、服务内容、服务标准等，统一家庭医生签约服务“行为规则”。

二是组建“全专结合”家庭医生签约服务团队。县级医院专家深度参与家庭医生签约服务，专家服务到乡镇、到村。乡镇卫生院组建村级“网格化”管理小组。汀州医院、县妇幼保健院、县疾病预防控制中心分别组建专家团队，重点参与 5 个医疗卫生次中心家庭医生签约服务，截至 2023 年年底，共参与 600 余次。

三是设置家庭医生签约“服务包”。以群众健康需求为导向，出台“3 包 1 分制”（即设置免费包、基础包、个性包，推行“积分制”家庭医生签约服务),用“小积分”换“大健康”,推动群众从“要我健康”转变为“我要健康”。开展家庭病床服务,出台《长汀县家庭病床服务实施方案》《长汀县家庭病床管理制度和操作规范》等制度,让群众更有“医”靠。2023年全县全人群和重点人群签约率分别达63.93%、89.22%。截至2023年年底,服务家庭病床患者800余人次。

(二)打造“双闭环”,推动医防融合“上水平”

打造“筛查、管理、救治、康复”服务内容闭环和县、乡、村服务体系闭环,增强医防融合发展“内动力”。

一是服务内容闭环。首先,有序推进健康“筛查”。全县统一部署,对35岁以上人群通过门诊、住院、体检、义诊等方式进行筛查,同时针对青少年视力、慢性阻塞性肺疾病、肺癌等开展专项筛查。其次,有力开展分层“管理”。通过筛查,将人群分为健康、高危、确诊3类人群进行分层分类管理,健康人群主要由公共卫生人员、乡村医生进行宣教;高危人群主要由家庭医生、疾控人员进行跟踪随访、健康干预;确诊人群主要由“全专结合”团队治疗、康复,高血压、糖尿病患者按照“红标、黄标、绿标”分类管理。再次,有效联动急诊“救治”。村卫生室配备远程心电图机,设立卒中救治点等,第一时间初步诊断心肌梗死、卒中患者,并做好转诊,为后续救治赢得宝贵时间。对急性发病的慢性病患者,原则上在基层先行诊疗,并通过远程系统、微信、电话等方式在上级医院的指导下开展诊疗,确实无法处理的及时通过双向转诊系统、绿色通道转至上级医院。最后,有力推动康复治疗。对于因急性发病引起卒中的患者,在县级医院治疗病情稳定后,需后续康复的患者通过双向转诊系统转至基层(特别是5个医疗卫生次中心)进行康复治疗,实现“康复回社区”。

二是服务体系闭环。县级层面,县卫生健康局成立慢性病管理办公室,汀州医院建设县级慢性病管理中心,县疾病预防控制中心成立长汀县慢性病防控指导中心,妇幼保健院成立健康管理中心。乡镇层面,各乡镇卫生院、社区卫生服务中心设立慢性病管理科。村级层面,村卫生室设立慢性病监测点,构建了县乡村各职能部门分工明确、上下联动的健康管理服务体系。

（三）实施“三保障”，推动医防融合“上高度”

构建协同高效、运行顺畅的医防融合体制机制“生态”，保障医防融合真正落地。

一是组织保障。成立以县政府分管领导为组长的县域医防融合工作领导小组，下设办公室在县卫生健康局，统筹协调医防融合工作。

二是政策保障。先后出台《长汀县推进医防协同融合工作方案》《长汀县慢性病综合防控服务体系建设方案》《长汀县推进家庭医生签约服务高质量发展实施方案》《长汀县医防融合培训方案》等系列文件，制定慢性病（高血压、2 型糖尿病）健康管理服务内容和规范、复合型医防人才培养方案。

三是制度保障。制定慢性病（高血压、2 型糖尿病）医防融合精细化管理绩效评价方案，建立县域医共体与县级公共卫生专业机构协同工作运行机制和公共卫生工作联动机制、医防融合培训机制、医防融合绩效评价机制等。

（四）紧扣“四重点”，推动医防融合“上台阶”

从四个核心点入手，坚持预防为主，以信息化手段为支撑，打造医疗机构和疾病预防控制机构、临床诊疗与公共卫生服务紧密结合、连续服务、有效衔接的工作模式，探索医防融合“长汀路径”。

一是紧扣流程再造着力点。印发《长汀县基层医疗卫生机构门诊医防融合流程设置指南》，对乡镇卫生院、社区卫生服务中心门诊场所进行功能改造，建设家庭医生签约服务区，打造家庭医生工作室，公共卫生人员与临床医生合署办公，家庭医生工作室分诊前、诊中、诊后区，就诊人员合理分流后，诊前接受公共卫生、家庭医生签约、体检等服务，诊中接受临床服务，诊后接受公共卫生健康教育等服务。截至 2023 年年底，全县 18 家基层医疗卫生机构均完成家庭医生工作室建设，畅通了服务流程。

二是紧扣信息化建设关键点。为家庭医生服务团队配备平板电脑，实现数据同步传输。建设长汀县总医院慢性病医防管及家庭医生签约管理系统，为患者提供诊前、诊中、诊后一站式规范化医防融合和城乡居民在线签约、健康管理、慢性病随访等服务。诊前完成“键对键”签约，公共卫生的各项检查、体检数据等在临床医生系统上直接生成，为临床医生诊断提供有力支撑;诊中由临床医生开具“两方”(用药处方和健康教育处方);诊后可生成诊间随访单,非本辖区患者可直接推送到患者所在地辖区乡镇卫生院,实现全县随访一体化。建设双向转诊系统,实现县域内县乡患者无缝隙转诊。

三是紧扣绩效评价根本点。县级层面,将医防融合工作纳入县级公立医院院长年薪制绩效考核指标,将慢性病医防融合管理机制的建立、项目的组织实施、双向转诊的落实等工作作为重要考核内容。县疾病预防控制中心每季度对基层医疗卫生机构、县级医院慢性病管理工作质量开展全面督导,确保取得实质成效。**基层层面,**改变以往基层医疗卫生机构不同科室、不同人员单独考核的方式,将所有工作纳入家庭医生签约团队工作“熔炉”,以家庭医生签约服务为总考核纲领,有效提升工作质量和效率。

四是紧扣能力提升支撑点。首先,建设“六中心”。印发《长汀县总医院“六中心”运行工作方案》,推动心电诊断中心、医学影像中心、远程会诊中心等“六大中心”高效运转,实现基层检查、上级诊断,大大提高基层医务人员的诊疗能力。2023 年“六大中心”诊断 5 万余人次。**其次,组建“五联盟”。**依托县域医共体牵头医院汀州医院相关科室,组建了县域高血压病、糖尿病专病联盟和康复、中医、呼吸专科联盟,为慢性病诊治提供同质化、高品质服务。特别是以基层医疗卫生机构中医馆(中医科)为依托,开展中医诊疗、康复、治未病等服务,突出打造“医防融合 + 中医药”。**最后,打造“两网络”。**出台《长汀县县域胸痛单元建设实施方案》《长汀县县域卒中防治体系建设实施方案》,加快县域胸痛、卒中急诊救治网络建设,在完成汀州医院胸痛、卒中中心建设基础上,依托现有急救网络,着力建设县域内胸痛单元、卒中分中心,截至 2023 年年底,已完成 8 个乡镇胸痛救治单元、7 个卒中分中心建设,卒中分中心将溶栓关口前移,为脑卒中患者赢得“黄金时间”。

二、取得成效

(一) 下好了医防融合服务“一盘棋”

通过构建县乡村慢性病三级诊疗体系,明确各自职责,打造健康管理闭环，推动“分”到“合”的转变，改变了过去疾病预防、保健、医疗机构单打独斗的局面，实现慢性病管理零距离、全流程、全覆盖。

（二）打造了医防融合服务“一条龙”

以家庭医生签约服务为抓手，实施诊前、诊中、诊后一站式服务新模式，实现了公共卫生、临床诊疗的紧密结合和有效衔接，构建了“防-治-管-康”的服务链，形成“病前主动防、病后科学管、跟踪服务不间断”的一体化健康管理服务，群众满意度从 90% 提升到 95%。

（三）织密了医防融合服务“一张网”

截至 2023 年年底，全县组建家庭医生签约服务团队 265 个，建立家庭医生签约服务区 18 个。高血压、糖尿病患者管理人数由 2022 年同期的 27 685 人、7 769 人增加至 2023 年的 31 305 人、8 958 人，高血压、糖尿病规范管理率为 88.36%、90.13%，同比分别增加了 4 个百分点、0.53 个百分点，血压、血糖控制率为 78.05%、71.6%，同比分别增加了 2.85 个百分点、2.6 个百分点。

创新“五统一”工作模式
构建基层心脑血管疾病一体化防治新格局

湖北省孝感市孝南区

近年来，孝南区开展胸痛救治单元、脑卒中防治站、心律失常防治单元的创建和验收工作，推进乡镇卫生院、社区卫生服务中心心脑血管疾病一体化防治，着力打通心脑血管疾病防治“最后一公里”，稳步提高心脑血管疾病“防、筛、管、治、研”一体化能力，基层心脑血管疾病诊疗服务能力显著提升。

一、主要做法

（一）统一部署，构建“工作网”

一是加大财政投入，强化部门协同。结合国家基本公共卫生服务项目的实施，积极争取上级支持，加大财政资金投入，为心脑血管疾病一体化防治提供有力保障。2021 年和 2022 年，区财政分别拨付专项资金 380 万元和 350 万元，统筹用于心脑血管疾病一体化防治。2023 年，孝南区基层心脑血管一体化防治工作成效突出，省卫生健康委“以奖代补”，奖励 500 万元。区卫生健康局主动加强与区财政、区医保部门和各项目执行单位的沟通，根据工作进展情况，组织召开心脑血管疾病一体化防治工作协调推进会，压实工作责任，形成工作合力，整合项目资金，及时研究解决工作中存在的突出问题，全力推动“防、筛、管、治、研”等关键环节的工作任务落实落地。

二是建立领导工作机制，明确各单位职责分工。孝南区卫生健康局将胸痛救治单元、卒中防治站、心律失常防治单元创建作为“一把手”工程，将“三站合一”创建作为卫生健康系统重点工作安排部署推进，召开了创建工作动员部署会，高位推进基层心脑血管疾病一体化防治工作。区卫生健康局成立以局长为组长、分管班子成员为副组长、相关股室负责人为成员的领导小组。各基层医疗卫生机构成立了创建工作领导小组，由主要负责人任组长，各分管领导任副组长，压实责任主体；同时成立了医疗救治组、健康宣教组等工作专班，明确分工及职责。各工作专班按照创建要求定期召开创建工作阶段汇报推进会，协调解决工作中出现的难点、堵点等不利因素，确保各项创建工作稳步推进。

（二）建立帮扶，构建“技管网”

一是组建市级专家组。区卫生健康局从孝感市第一人民医院抽调心血管内科、神经内科、呼吸与危重症医学科、内分泌科、急诊科等科主任，组建区级专家指导团队，负责全区心脑血管疾病一体化防治项目的质控和技术指导；从孝感市中医医院抽调专家，负责中医治未病知识推广，探索心脑血管疾病患者康复管理模式。

二是利用省、区医联体和医共体专家资源。以省内医联体、区内医共体为依托，组织华中科技大学同济医学院附属同济医院、武汉大学中南医院、武汉亚洲心脏病医院、孝感市中心医院和区级医院专家团队，巡回到各乡镇卫生院、社区卫生服务中心开展心脑血管疾病一体化防治培训授课和现场演练。

三是提升基层防治能力。区卫生健康局业务指导专班经常组织基层防治站的工作人员进行实战演练，将演练过程全程视频记录，然后根据视频点评，查漏补缺，及时整改。各项流程、操作规范不断完善，基层卫生人员不仅提高了对常见病、多发病的治疗能力和实践操作能力，而且明显提升了对急性心血管疾病的防治能力，构筑起基层心脑血管病防治工作的技术管理网络。

（三）统一流程，构建“防治网”

一是扩面筛。各基层医疗卫生机构依托基本公共卫生服务项目，锁定重点人群，针对性地开展筛查。全区完成了 35 岁以上的所有门诊、住院患者及高危因素人群（家族疾病史、肥胖、不良生活习惯等）的血压、血糖、血脂、心电图等项目的普遍性筛查，对筛查出的重点人群开展糖化血红蛋白、颈部超声及24小时动态心电图等二次筛查并确诊。

二是跟踪管。各基层医疗卫生机构将普遍性筛查的高危人群信息录入国家基本公共卫生服务管理信息平台，开展健康评估和健康分级管理（低危绿色、中危黄色、高危红色、极高危紫色），为心脑血管疾病高危人群和慢性病患者提供健康、医疗干预方案。区级医疗机构将近两年心脑血管疾病患者信息反馈到基层医疗卫生机构，以便开展后续健康管理。

三是分级治。孝南区卫生健康局探索完善慢性病管理运转模式，加强各级医疗卫生机构上下联动，协同救治管理。根据筛查结果，由家庭医生服务团队落实分级诊疗。绿色人群由村医开展健康教育、健康随访、健康行为干预；黄色人群由乡镇卫生院、社区卫生服务中心开展健康管理，提供适宜医疗救治和转运服务，并做好上级医院下转的维持期或康复期患者接收和后续跟踪服务；红色人群和紫色人群由区级防治中心开展救治和管理。

（四）统一渠道，构建“信息网”

一是整合平台系统。将居民健康档案系统和医疗信息系统整合，以患者身份证号为唯一识别码，把健康体检信息和医疗信息整合，将慢性病和心脑血管疾病患者管理、检查、治疗等健康信息及时更新到居民电子健康档案中，规范开展后续健康服务，推动健康信息向居民全面开放试点工作。公共卫生医生和临床医生均可通过系统互相查阅健康信息和治疗信息，将原来的医疗、公共卫生“两张皮”有机整合，为患者的健康服务提供了便利。

二是建立影像中心、心电中心、检验中心。乡镇卫生院、社区卫生服务中心的影像科、心电科、检验科与孝感市第一人民医院和孝感市中医医院的影像中心、心电中心、检验中心联网，基层医疗卫生机构的放射、CT、心电图、检验报告均由区级医院审核签发，大大提高了诊断水平。

三是加强诊断实效。建立了心脑血管疾病一体化微信工作群，基层医疗卫生机构要求会诊，将病例资料上传，能及时得到群里专家的解答，给基层医疗卫生机构提供了技术支撑，也让患者得到及时有效救治。

(五) 统一口径,构建“宣教网”

利用公众号、抖音短视频,以及健康宣讲进社区、校园、机关、企业、农村等多种活动形式,宣传普及胸痛、卒中及心律失常等突发疾病的危害和早期辨识,让群众认识心脑血管疾病,了解防治应对的重要性,使人民群众能够最大程度地参与到关注心脑血管疾病的活动中来,构筑心脑血管疾病防治的“宣教网”。两年来,医疗卫生单位开展各类宣传讲座 558 场次,覆盖 36 242 人次;发布文章 / 视频 334 个,浏览 35 449 人次。通过开展心脑血管疾病的预防和健康管理的宣教活动,群众对心脑血管疾病的常见病因、危险因素、临床表现、急救方法、预防措施的认识大幅提高,群众的自我保健意识和能力明显加强。

二、主要成效

孝南区在心脑血管疾病一体化防治工作中,加强社区重点人群“防、筛、管、治”服务闭环管理,打造“三高共管”“三病同防”“三站合一”的防治工作格局,发挥基层医疗卫生机构在心脑血管疾病一体化防治网络中的前哨功能,医疗服务能力和水平明显提升。全区 15 家基层医疗卫生机构经湖北省心血管疾病防治中心、湖北省脑卒中防治中心评审,获得通过的胸痛救治单元有 8 家、脑卒中防治站有 13 个、心律失常防治单元有 9 家。两年来,全区共筛查约 70 万人次,新发现高血压、糖尿病、高脂血症、房颤患者共计 7 354 人,发现冠心病、脑卒中患者 1 129 人,全部纳入管理。在孝感市第一人民医院专家团队的指导下,基层卫生院成功实施急性心肌梗死溶栓 1 例,急性脑梗死溶栓 10 例。

三点发力　为医防融合赋能增效

山东省聊城市东阿县新城街道社区卫生服务中心

近年来，东阿县新城街道社区卫生服务中心以高血压、糖尿病等慢性病为切入点，以家庭医生签约服务团队为先遣队，将医疗服务与公共卫生服务相互融合，探索构建了“筛查 - 预防 - 管理 - 转诊 - 治疗”的全方位医防融合闭环工作机制，实现“以疾病为中心”向“以人民健康为中心”的服务模式转变。

一、工作做法

（一）优化服务流程，铺好医防融合服务通道

一是设置健康驿站，优化服务流程。为贯彻落实山东省卫生健康委印发的《基层医疗卫生机构门诊标准化医防融合服务流程》，推动“三高”患者的协同诊疗，全力打造基层慢性病健康管理全周期服务，新城街道社区卫生服务中心坚持“预防为主、关口前移”，在门诊大厅设置了健康驿站，站内配备健康一体机，实现体检数据与公共卫生信息平台的互联互通，做到一次数据采集，多环节共享利用，为居民全生命周期提供监测和干预等健康管理信息服务。在健康驿站，工作人员首先通过信息系统为患者提供档案查询、复核等服务，然后利用健康一体机为患者进行身高、体重、血压、脂肪率等测量，并进行中医体质辨识。截至 2024 年 5 月，中心健康驿站上传数据 3 520 人，共建立医防融合信息表 4 638 人，实现了基本医疗、基本公共卫生和家庭医生签约服务等系统信息互通和实时更新，方便家庭医生对患者进行用药指导与健康咨询。

二是做好诊中诊后服务，丰富服务内容。针对体检数据异常的居民，由工作人员引导患者前往相应的家庭医生工作室，由家庭医生团队根据检查结果，为其提供进一步履约服务，并在日常随访中给予针对性的指导意见，更好地保障居民生命健康。居民就诊后，根据其健康状况进行个性化健康教育、发放健康教育资料，结合健康行为积分制度，明确生活方式干预措施、频次，同时预约下次就诊时间。

三是整合现有医疗资源，完善服务体系。新城街道社区卫生服务中心以家庭医生工作室、健康驿站为依托，建立“预约 - 健康驿站 - 建档随访 - 定向分诊 - 诊间健康评价 - 就医取药 - 诊后个性化健康教育（健康积分）- 复诊（下次随访）预约”服务流程，提高门诊随访、签约和更新使用健康档案比例，形成了“未病早防治、小病就近看、大病找专家、慢性病常管理、转诊帮对接”的医防融合新局面。同时，利用“三高共管”（即共同管理高血压、高血糖、高血脂）服务体系，在县医院建立“三高中心”、在基层医疗卫生机构建立“三高基地”、在村卫生室建立“三高之家”，构建了县、乡、村三级上下联动、一体化的医防融合服务体系。

（二）深化家庭医生签约服务，提升医防融合服务能力

一是借力上级优质医疗资源。借助“省派”业务院长进基层的宝贵契机，组建了 10 支“全专联合”家庭医生签约服务团队，其中 3 支团队涵盖了市人民医院、县人民医院的专科医师，覆盖了内、外、妇、儿、中医、康复等多个专科。上级医师融入家庭医生团队，不但壮大了家庭医生队伍，促进了优质医疗资源下沉，而且缩短了居民获得上级医师专科诊疗服务的距离，提高了基层首诊的吸引力。

二是制定多元化个性服务包。广泛开展群众健康需求问卷调查，“量体裁衣”针对性制定了 10 余种个性化签约服务包，如针对合并慢性病的老年人推出了“三高共管包”、针对有复查需求的老年人推出了“健康查体包”、针对颈肩腰腿等疼痛的老年人推出了“中医康复包”、针对入户需求强烈的老年人推出了“居家医养包”，充分满足群众对健康的需求。

三是推动签约服务向“三高共管”延伸。为家庭医生签约服务团队

配备了“三高之家”综合项目检查箱，在服务水平及设备设施上进行了有效保障。由聊城市人民医院医师为签约医生培训《“三高”共管、六病同防诊疗路径与一体化服务指南》有关内容，从“三高”患者的诊断、风险评估、药物治疗、生活方式干预、综合评估等方面进行规范授课，提高了团队服务能力。各签约团队对慢性病患者进行科学筛选，明确了“三高”患者信息，结合查体结果对其进行心血管病风险评估和分层，按照风险等级提供生活方式指导、用药调整、绿色通道转诊等履约服务。新城街道社区卫生服务中心共筛选“三高”患者 2 702 人，其中经家庭医生团队健康干预 1 895 人，转诊治疗 127 人，高血压、糖尿病患者血压、血糖控制率分别达 55.2%、40.9%。

四是促进家庭医生签约服务纵向延伸。以需求为出发点，开展多元化、全方位、有特色的功能社区签约服务。新城街道社区卫生服务中心已与辖区内 7 家机关单位建立了友好的功能社区家庭医生签约联系，并为其提供健康义诊、健康大讲堂、双向转诊、优先预约等签约服务，强化了家庭医生签约服务与功能社区的深度融合，体现了家庭医生签约服务的个性化、精准化，增加家庭医生签约服务供给，拓展家庭医生签约服务内涵。

（三）推动居民自我健康管理，创新医防融合服务模式

为引导居民主动参与健康服务、全面推广健康行为，新城街道社区卫生服务中心实行“用积分存住健康、用积分兑换服务”，推动广大居民主动参与健康服务，提高居民自我健康管理能力，做好自己“健康第一责任人”，逐步形成了“社区倡导、居（村）委实施、专业指导、自我管理”的医防融合运行模式，实现医疗卫生健康服务质量、效果双提升。将健康积分工作融入医防融合服务，居民通过戒烟限酒、规律运动、接受健康管理、家庭医生签约等均能获取健康积分。同时，定期组织居民开展健康促进行动，激发了居民主动参与健康行为积分活动的积极性，积极营造“全民一条心、寓教于乐、活动多样化”的氛围，建立了由“主动健康正向闭环激励机制、引导辖区居民主动参与健康管理、用健康行为累加积分、用积分兑换健康服务”的工作模式，提高了居民的健康行为依从性和主动性。中心共发放“健康存折”8 986 份。

二、工作成效

(一) 整合服务模式,完善医防体系

通过走好医防融合“联动棋”,建立了以“防”为主,以“医”为辅的医防融合服务新模式,让医防融合真正转化为各基层医疗卫生机构的自觉行动,形成“未病早预防、小病就近看、大病能会诊、慢性病有管理、转诊帮对接”的防治体系,让群众享受到更优质的基本医疗和基本公共卫生服务。

(二) 加强精细管理,丰富医防内容

家庭医生签约团队定期入户,提供小到健康饮食知识宣传,大到康复指导、功能锻炼的服务,送医上门,对慢性病患者提供全流程、全周期的健康管理服务,将“医”与“防”切实融合在一起,发挥基层医疗卫生健康管理的“网底”作用,逐步引导慢性病患者基层首诊、有序就医、减少或延缓疾病并发症,最终实现“以医带防、以防促医、医防融合”的工作成效。

(三) 加强信息互通,筑强医防链条

依托健康一体机与公共卫生信息化平台之间的数据互通,抓实慢性病防控,及时掌握慢性病管理对象转诊治疗情况,同时结合家庭医生随访数据进行动态管理,让健康档案“活起来、动起来”,在确保数据精准的同时,真正实现了数据跟着患者走,大大提高了医防融合工作实效。

“三举措”强化统筹协调
推动医养结合深度融合发展

广西壮族自治区钦州市灵山县

为落实积极应对人口老龄化国家战略，近年来灵山县将老年健康纳入改善民生的重要内容，加快推进医疗卫生资源与养老服务的深度结合，完善医疗养老基础设施建设，提高老年健康服务的承载力，发挥县级医养机构的示范作用，努力搭建养老机构、基层医疗卫生机构、村居养老阵地“三位一体”的医养结合服务网络，打造 15 分钟医养结合服务圈。

一、强领导、建机制，着力于完善全县医养服务体制

（一）建立组织保障机制

成立灵山县医养结合领导小组，县委、县政府主要领导亲自挂帅，明确各相关职能部门职责，加强对老年人健康工作的领导。制定养老服务业务综合改革方案、老年健康服务方案、养老设施公建民营实施方案等，将医养结合工作作为改善民生的重要内容，纳入全县国民经济和社会发展规划和远景目标纲要，推动全县养老服务体系不断完善。

（二）建立医养结合协商机制

建立县委、县政府统筹，卫生健康部门牵头，发展改革、民政、财政、医保等部门配合，全社会参与的医养结合工作机制，各部门分工明确，责任到位。县委、县政府主要领导不定期召开医养结合领导小组协调会，研究解决实际问题，已解决 13 件。

（三）建立养老投入机制

持续加大投入，共筹资 1.5 亿元建成了灵山县医养结合老年服务中心等一批县、镇级医养结合服务机构，推动 8 家镇（街道）敬老院升级转型为区域养老服务中心，建成 2 个农村养老服务联合体；成功培育了灵山县中医医院、灵山县博鸿颐养院、灵山县荔海护理院 3 家优质医养结合机构，致力于满足老年人养老需求。对收住 5 类失能老年人的养老机构，给予每人每月不同档次的运营补贴，民办养老机构新增床位及公建民营养老机构投资养老设施、装修的，给予每张床位 3 000 元或 5 000 元的补贴。为鼓励社会资本规范提供养老服务，累计减免灵山县博鸿颐养院承包的灵山县老年养护中心主体建筑及其他所有配套设施租金 14.43 万元。

（四）建立示范引领机制

充分发挥灵山县中医医院、灵山县博鸿颐养院 2 个自治区级中医药特色医养结合示范基地的优势，树立中医养老示范标杆，引领全县养老服务的提质增效。目前，灵山县博鸿颐养院是广西首批符合国家标准的 5 家五级养老机构之一，也是钦州市目前唯一一家五级养老机构。

二、搭平台、建阵地，着力夯实全县医养服务网络

（一）着力推行标准化建设

2020 年灵山县妇幼保健院实现整体搬迁并成功申报全区首家县级三级妇幼保健院。2023 年，灵山县人民医院成功评为三级甲等综合医院；灵山县中医医院成功评为三级甲等中医医院。目前，全县 18 家乡镇卫生院和 389 个政府办村卫生室全部实现标准化建设，100% 的乡镇卫生院能够开展二级以下常规手术，为提供养老服务打下扎实的医疗基础。

（二）着力打造老年人健康专科建设

目前，全县 15 家医疗机构被评为钦州市老年友善机构，全县二级及以上公立综合性医院设置老年医学科或老年病门诊比例达 100%。

（三）着力加强服务队伍建设

通过开展公开招聘，以及“聚才灵山”“招才引智高校行”“农村订

单定向免费医学生培养”等多渠道引进基层医疗卫生人才。近3年来，共签订高层次及紧缺专业人才352人，面向社会公开招聘医药卫生专业技术人员565人，培养农村订单定向免费医学生239人，晋升卫生系统高级职称409人。目前，全县共有执业医师（含执业助理医师）资格2 276人。

（四）全力完善老年人服务体系建设

全县共有养老机构24家、医养结合机构3家，18个镇（街道）全部拥有一家及以上政府投资的养老机构，目前共有五保村和农村幸福院483个，全县养老床位总数5 772张，每千名老人养老床位数达到29张，提高了老年人获得健康服务的便利性。

三、多形式，优服务，着力于创新全县医养服务模式

（一）打造“公建公营＋公建民营＋民办公助”互通互融服务模式

将灵山县中医医院打造为全县首家开展养老服务的公立医院，灵山县博鸿颐养院建成首家公建民营医养结合老年养护中心，灵山县荔海护理院建成民办公助的养老护理基地。建立医疗机构与养老机构双向转诊绿色通道，全县23家医疗机构与养老机构签订《医养服务协议》，实现医中有养、养中有医、医养结合。2023年老年人接受健康管理96 636人，健康管理率达64.88%，规范健康管理服务率达62.81%，中医药健康管理率达68.29%，签约率达62.70%。相关养老机构为入住的老年人提供医养结合服务1.8万人次。

（二）推进医共体建设与民营养老机构深度融合

2023年，灵山县人民医院与灵山县博鸿颐养院组建医共体，使其成为首家参与医共体建设的民营养护机构。医共体充分发挥县人民医院的优质资源，补齐博鸿颐养院医务人员技术短板，快速处置老年人突发医疗问题。

（三）打造在线老年服务模式

投入300多万元建设远程医疗信息系统，全县超过100名临床医生提供线上问诊服务。全县23家医疗机构设立“老年人就诊”绿色通道，

县属 5 家牵头医院加强对乡镇卫生院的指导，使“双向转诊”更加顺畅。

（四）打造中医养老服务模式

建成以县中医医院为龙头、乡镇卫生院为基础、村卫生室为网底的三级中医服务网络，将中医治未病、养生保健、康复理疗、科学健身融入健康养老全过程。目前，乡镇卫生院可使用中医适宜技术 8 类 10 项，村卫生室可使用中医适宜技术 4 类 6 项，让老年人既可进行“医”的治疗，也可享受“养”的服务。

（五）聚焦居家养老人群，探索政府主导 + 村医 / 家庭医生 + 巡防队 + 长者饭堂“4+”综合养老服务模式

以灵山县沙坪镇那琅村等 10 个村级居家养老服务中心为试点，以政府购买服务的形式为农村老年人提供定期探访、应急救助、保健等关爱服务。在农村幸福院基础上升级改造一批农村居家养老服务中心，设置日托照料室、阅览室、文娱室、康复室等，让农村老年人就近享受居家养老服务。建立“村（组）干部 + 家庭医生”包保农村老年人群工作机制，推动居家健康养老无缝对接。全县建立家庭医生签约团队 327 个，共与 90 000 多名 65 岁及以上常住居民签约。建立由“村委 + 村医 + 社工”组成的农村留守老年人巡防队，定期通过电话或入户的方式对农村空巢、独居老人开展慰问访查、上门诊疗等服务。采取“政府补贴 + 村集体经济 + 社会资助”方式，建立“长者饭堂”，向老年群体提供就近便利、安全优质、价格优惠的助餐服务。

管理服务做保障　医养结合见成效

甘肃省嘉峪关市建设社区卫生服务中心

2015年,嘉峪关市建设社区卫生服务中心与市社会福利院合作成立了康乐寿医护养老院,此后不断拓宽用房面积,增加养老床位和安宁疗护床位,探索建立了养老、健康管理、医疗、康复、安宁疗护深度有机融合的医养康养服务模式和运行机制。同时,建设社区卫生服务中心公共卫生科和全科充分发挥家庭医生作用,把健康管理和医疗、康复普及到居家老人健康照顾和社区老人日间照料中,产生较好的反响。

一、发挥健康管理职能优势,实现医养有机融合

(一)“六位一体”健康管理与养老服务有机融合

中心确立了“养”为基础、“医”为保障的整体工作思路,为老年人提供全生命周期服务,构建综合性、连续性大健康生态体系,全力塑造医养康养型智能化五星级品牌养老院和养老服务培训基地,积极实施“六位一体”健康管理与养老服务有机融合。

一是预防服务。老年人入住后经全面查体体检,建立以患者/问题为导向的健康档案记录方式,开展健康档案管理。针对老年人存在的健康问题和风险点制订护理计划和措施,把全科医学的服务理念和模式应用到老年人的健康照护上。引入“三级预防”,对于老年人开展健康管理重在危险致病因素预防和“三早预防”,对于已患有的疾病重在临床预防,有效诊疗,尽早康复,防变防残。

二是保健服务。配备营养师、社工师、心理咨询师、餐饮人员等,开

展涵盖饮食调养、心理疏导、生活照料等的保健服务。开展中医药特色服务，采用食疗药膳、中药膏方、中药配方颗粒、药食同源养生等中医药服务对老年人进行健康调理，开展个体化中医体质辨识调养和养生干预服务。坚持每年为老人免费体检 1 次。

三是医疗服务。按照健康综合分级法将老人健康状况分为一、二、三和特护四个级别，进行绿、黄、橙、红"四色"管理。充分利用老年病科良好的医疗救治条件以及中心与上级医院建立的"医联体"模式，为老年人提供系统连续的疾病诊治服务。

四是康复服务。成立康复中心，设有运动治疗室、言语治疗室、心理咨询室、康复评定室、针灸理疗室、中医推拿室、康复理疗室等，根据老年人对康复的需求和特点，为其提供康复咨询、功能能力评估、康复计划制订、康复训练、康复护理等服务。

五是护理服务。养老院护理团队现有人员 30 名，其中 22 名执业护士，有力保障了医疗和生活护理的专业性。养老院探索建立了"养""医"分类分级护理方法。在"养"方面，采取巴氏评分法确定了自理、介助、介护、全失能四个生活护理级别的判定标准，并提供对应的生活护理内容。在"医"方面，采取健康综合分级法确定一级、二级、三级和特护四个健康医护级别的判定标准，提供相应的医护服务。

六是安宁疗护服务。设立 4 间安宁疗护房间，共 20 张床位，配备相应的设施设备，针对生命晚期的老年病患者，充分发挥医疗护理的专业优势，以控制疼痛及其他症状和提供舒适照护为重点，从房间环境设置等方面关注其心理和精神需求，提供心理支持和人文关怀，开展死亡教育和哀伤辅导，使老年人有尊严地安详离世，也很大程度上安慰和帮助家属。

（二）充分发挥家庭医生作用，积极参与居家和社区养老

建设社区卫生服务中心除了开展机构养老外，针对辖区 10 000 多名老人，还积极发挥家庭医生作用，把"六位一体"连续系统的健康管理服务全面落实到社区养老和居家养老服务中，探索建立了以"基本公共卫生服务项目责任团队、家庭医生团队、社区卫生服务站为服务主体，以社区志愿者为补充"的"3+1"基本公共卫生服务模式，为辖区 65 岁及以上老年人建立健康档案，实施家庭医生签约服务，采取“定人、定时、定点”的“三定”服务方式，开展经常性、连续性的健康管理服务。

二、注重管理与服务，推进医养结合高质量发展

（一）环境安全舒适，基础设施设备齐全优良

一是营造良好环境。康乐寿医护养老院遵循老人的身体特点、生活心理需求，在保障基本设施设置完备、功能完善和完全适老的前提下，努力为老人营造安全、温馨、舒适、整洁的环境和“家”的氛围。

二是保障消防安全。消防是安全保障体系的重中之重，中心确保各种消防设施配置齐全，门窗通道、消防烟感喷淋系统、消防联动报警系统和其他消防设施一应俱全，完好畅通，并按照最新标准及时更新换代。

三是丰富养老生活。为丰富老年人生活，院内设有塑胶步道和适宜的健身活动器材，楼内设有活动室、多功能厅、书画阅览室、茶社间、会客室，供老人锻炼活动、陶冶情操、切磋交流。

（二）人员配备优质，队伍专业化程度高

一是人员配置齐全。康乐寿医护养老院现有职工 50 名，设置管理、护理、中医、康复、心理、营养等多个岗位，以满足老年人医疗、护理、康复和生活养老等多种需求。

二是严格持证上岗。中心所有专业技术人员均持证上岗。作为常态化工作，新入职人员必须经试用期考核合格才能正式上岗独立工作。

三是加强实操训练和考核。养老院每月安排学习和实操训练，强化“三基三严”和实操能力，每月开展 1 次理论实操考试，结果纳入月绩效考核，每年有一次年末考试，结果纳入年终考核，“三基”考核合格率 100%。

（三）管理体系健全，运行机制高效

一是重视文化建设。把文化建设放到优先位置，与学科建设、职工队伍建设齐抓共管，确立了养老院道德、职业价值观、服务理念和宗旨，提炼形成了医院精神和养老院精神，着力塑造对老人有“爱心、耐心”和对工作有“责任心”的“双心”文化。

二是重视质量管理。严格遵循《医疗机构管理条例》《养老机构服务质量基本规范》等相关制度，建立了完善的医养结合组织管理体系和质量管理与控制体系，制度完善、机制健全、运行高效，凸显安全第一和高品质人性化服务。

三是重视传染病防控。养老院从严从实管控传染性疾病，把好准入关，不收住有传染性疾病的老人，发热和急性呼吸道疾病患者不准入院。职工全部凭健康证上岗，每年 2 月和 9 月分别为老人接种流感疫苗 1 剂次，每年检查 1 次胸片，动态观察老人肺部情况。

（四）服务专业人性化，水平高质量好

开展人性化养老，生活照顾主要体现在“吃住行、乐娱老”方面，让每个老人吃得健康、住得舒心、玩得高兴、过得愉快，满足老年人“社交、运动、美食、文化、健康和心灵归属”六大核心需求，实现活力养老、健康养老、文化养老。

培养支持老年人的兴趣爱好，开展手工制作、趣味游戏比赛等活动，组织联谊联欢、观光游玩和参与社会交流活动，让老人积极融入社会。经常邀请志愿者曲艺团队到养老院慰问演出，认真细心为每一个老人制作影集。

三、老年人满意度高，医养结合服务成效显著

在不断探索创新和努力下，康乐寿医护养老院运行良好，工作机制和服务模式日渐完善，各项标准、制度、流程全部建立，实现了“设施完备、功能完善、环境舒适、收费合理、管理规范、运营良好、服务人性化、老人满意度高的医护型品牌养老院和养老服务培训基地”的目标。在每年市民政局聘请第三方组织的老年人生活等级评估和服务满意度调查中，满意度达 95% 以上。